PROBLEMAS DE LA VEJIGA URINARIA

Cistitis, cáncer, incontinencia

© Adolfo Pérez Agustí (2014-2023)

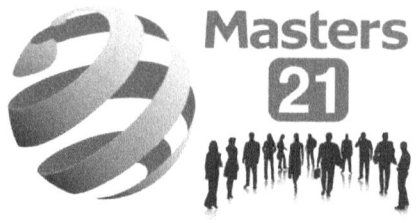

PROBLEMAS DE LA VEJIGA URINARIA

Cistitis, cáncer, incontinencia

edicionesmasters@gmail.com

www.edicionesmasters.com

ÍNDICE

Cistitis significa "inflamación de la vejiga" y se corresponde con la necesidad urgente y frecuente de orinar, acompañada por dolor o escozor.

Generalmente es el resultado de una infección en la vejiga, pero también puede ser causada por irritación o daño. En el primer caso se denomina como cistitis bacteriana y de no instaurarse pronto un tratamiento se originaría una infección en los riñones.

Se trata de una enfermedad más común en las mujeres porque poseen una uretra corta (el tubo que pasa desde la vejiga al exterior del cuerpo), y su apertura está situada muy cerca del ano. Esto hace que sea fácil para las bacterias migrar desde allí hasta la vejiga y causar una infección. Tan frecuente es la enfermedad, que casi todas las mujeres la han padecido al menos una vez en su vida, y entre una y cinco de ellas han tenido recidivas frecuentes (cistitis recurrente).

La incontinencia urinaria, aunque no se trata de una enfermedad grave, afecta intensamente a la relación social e incluso a la vida laboral del afectado, al no permitirle tener de un control total de su orina.

Aunque ambas enfermedades, la cistitis y la incontinencia, afectan a la vejiga urinaria e incluso comparten algunos de sus síntomas, deben ser tratadas de modo individual, advirtiendo al enfermo que los tratamientos no siempre resuelven definitivamente la enfermedad.

CAPÍTULO 1

Anatomía y función del tracto urinario

Para una mejor comprensión de ambas enfermedades, estudiaremos por separado los componentes básicos del tracto urinario: riñones, uréteres, vejiga y uretra.

Riñones

Los riñones son dos órganos con forma de judía (fríjol) que se localizan debajo de las costillas, cerca de la mitad de la espalda. Su función básica es eliminar los productos de desecho de la sangre, mantener el equilibrio de electrolitos y otras sustancias, y producir eritropoyetina (hormona que activa la producción de glóbulos rojos en la médula ósea). También interviene en la regulación de la presión arterial merced a las tres angiotensinas y la renina, en la homeostasis y la formación de la vitamina D.

Cada riñón está compuesto de alrededor de un millón de capilares microscópicos denominados glomérulos que facilitan la eliminación de los elementos de desecho sanguíneos y forman la orina. Constituidos por una red de vasos capilares que rodean una envoltura externa en forma de copa denominada cápsula de Bowman, ubicada en la nefrona -a su vez situada en la corteza renal-, los glomérulos se conectan a un tubo largo, llamado túbulo. En conjunto, el glomérulo y el túbulo forma la nefrona, la cual se conecta a cada vez más grandes ramas tubulares, hasta llegar a una zona de gran colección llamada cáliz. Esta unidad transporta la orina desde la pirámide renal de la corteza a la pelvis renal, para su excreción a través de los uréteres.

Los uréteres

Los uréteres son tubos fibromusculares que transportan la orina desde la pelvis renal hasta la vejiga (un uréter por cada riñón). Este proceso se realiza directamente en la vejiga, ya que no hay músculos, esfínteres o válvulas en ellos.

Cada uréter mide entre 21 y 30 cm de largo por 3 mm de ancho, aunque el que va desde el riñón derecho es ligeramente más corto que el izquierdo. Poseen capas mucosas, musculares circulares y fibrosas, aunque no tienen propiedades contráctiles. La emisión de la orina se produce por acción de la gravedad, si bien en el caso de obstrucción de estas vías urinarias se genera una onda peristáltica inmediatamente por encima del obstáculo, con el fin de facilitar el paso de la orina a través de ellos. En circunstancias normales, cuando se contraen los uréteres se produce una onda peristáltica en la que se suceden los fenómenos musculares que facilitan la expulsión de la orina.

El área donde los uréteres entran en la vejiga se llama el trígono, donde están unas válvulas que evitan el reflujo de la orina hacia los riñones.

La vejiga

La vejiga urinaria es un órgano hueco, muscular, que almacena la orina. Se encuentra detrás del hueso púbico, protegido por la pelvis, manteniéndose en su lugar por ligamentos formados de tejido duro que lo conectan a la pelvis y otros órganos.

Una abertura estrecha denominada cuello de la vejiga posee unos músculos, los esfínteres, que se aprietan alrededor de la uretra para evitar que se escape de la orina de forma involuntaria. Sin embargo, cuando el volumen de orina en la vejiga alcanza una cierta capacidad, el cerebro envía impulsos al esfínter interno, provocando su relajación, haciendo que empuje hacia abajo y se comience a expulsar la orina mediante la contracción de la vejiga. Finalmente, la orina sale a través de la uretra.

La vejiga misma consta de 4 capas:

> 1) Serosa, capa exterior derivada del peritoneo
>
> 2) Muscular, el músculo detrusor que cuando se contrae expulsa la orina y tiene como antagonistas los esfínteres de la uretra
>
> 3) Sub-mucosa, una fina capa de tejido areolar
>
> y 4) Mucosas, la capa más interna de la pared de la vejiga urinaria muy ligada a la capa (fuerte y sustancial) muscular. La mucosa se divide en muchos pliegues cuando la vejiga está vacía o casi vacía.

Superficies externas de la vejiga:

Las superficies superiores y laterales de la vejiga están cubiertas por el peritoneo (también llamado "serosa"). Esta membrana de la cavidad abdominal está compuesta del mesotelio, una membrana que forma el revestimiento de varias cavidades del cuerpo, entre ellas la pleura (cavidad torácica), el peritoneo (cavidad abdominal incluyendo el mesenterio) y el pericardio (corazón), así como los que rodean los órganos reproductores masculinos (túnica testicular y los órganos internos reproductivos de las mujeres (túnica serosa del útero).

La uretra

La uretra es el tubo que pasa la orina desde la vejiga al exterior del cuerpo y que en las mujeres es de aproximadamente 4 centímetros de largo, una medida ciertamente corta que ocasiona la frecuencia en las infecciones urinarias. Compuesta de fibras musculares lisas, fibras del músculo del esfínter y una capa de tejido elástico y colágeno, se encuentra recubierta por una membrana mucosa. En la mujer se inicia en el cuello de la vejiga y sale del cuerpo directamente delante de la abertura de la vagina, por debajo del clítoris.

En los hombres, la uretra mide más o menos 20 cm de largo, se extiende desde el cuello de la vejiga hasta el extremo del pene y se compone de tres partes: prostática, membranosa y esponjosa, siendo la prostática la parte más ancha del tubo, pasando a través de la glándula prostática. Está formada de tejido fibroso, fibras musculares, glandulares y diminutas aberturas que conectan a la próstata. La segunda parte o uretra membranosa, se encuentra entre los ligamentos triangulares de la pelvis.

Finalmente, la uretra esponjosa es la parte más larga y se extiende a través del pene hasta el glande (punta del pene). El cuerpo esponjoso es la parte inferior del pene que rodea y protege a la uretra.

El pene y la uretra forman una sola unidad, por lo que resulta necesario describir su anatomía. La estructura interna del pene está formada por dos cuerpos, uno en forma de cilindro vascular (cuerpos cavernosos), y la uretra (tubo de expulsión de la orina y la eyaculación), además del tejido eréctil que rodea la uretra, dos arterias principales, y varias venas y nervios. La parte más larga del pene es el eje, al final del cual está la cabeza, o glande. La abertura en la punta del glande es el meato, que permite la micción y la eyaculación.

Salida de la vejiga

Cuando la orina sale lo hace a través del cuello de la vejiga (en la región del trígono). El esfínter interno de la uretra es un músculo circular situado en el cuello de la vejiga y que se cierra cuando la vejiga se ha vaciado.

CAPÍTULO 2

CAUSAS

Causas comunes

Con una frecuencia de 10 veces más en la mujer que en el hombre, la mayoría de las veces la cistitis es consecuencia a una infección de riñón, próstata o uretra, ya que el epitelio de la vejiga es muy resistente a la infección y el pH no favorece la proliferación microbiana.

Las cistitis femeninas pueden deberse a una infección desde la vagina a la uretra y en los varones generalmente es el resultado de una infección ascendente de la uretra o la próstata. La expulsión de cálculos o el vaciado tardío o parcial de la orina, sin embargo, pueden provocar una infección local. El parto, el reposo prolongado en cama, la diabetes o el no llevar suficientemente tapados los órganos genitales en tiempo frío, pueden provocar una cistitis.

La cistitis es a menudo causada por bacterias que se introducen en la uretra y desde ahí a la vejiga, causando infección e irritación. La mayoría de las infecciones están causadas por bacterias que normalmente viven sin causar daño en el intestino, por lo general Escherichia coli (E. coli).

Normalmente, la orina es estéril (no hay microorganismos o bacterias presentes) pero, aún así, el 40 por ciento de las mujeres tendrán uno o varios episodios de cistitis en su vida. Sin embargo, es posible que existan bacterias en la vejiga sin tener ningún síntoma (especialmente en ancianos), quizá por un vaciado inadecuado que ocasiona el estancamiento de la orina que originaría la infección. Esto puede ser causado también por algunos medicamentos (por ejemplo, antidepresivos), inmovilidad, control anormal de la vejiga y estreñimiento. Incluso la pequeña gota que siempre se queda puede contener bacterias.

He aquí una lista de las circunstancias que pueden dar origen a la presencia de bacterias:

Higiene

Particularmente común entre las mujeres, ya que tienen una uretra más corta que los hombres y se encuentra relativamente cerca de su ano. Las mujeres y las niñas deben secarse de adelante hacia atrás, hacia el ano -no al revés- para evitar las bacterias que provienen desde el intestino.

Deformidades congénitas del sistema urinario

En el caso de repetidas infecciones del aparato urinario, especialmente entre los niños y los jóvenes, el individuo debe ser revisado por un defecto congénito que ocasione deformidad en alguna parte del sistema urinario que impida el vaciado completo de la vejiga.

Catéter

Todos los enfermos que llevan un catéter para drenar la orina tienen bacterias en la vejiga, por lo general sin síntomas.

El mayor riesgo es cuando se realiza el cambio de catéter, pues suele ocasionar lesiones pequeñas (áreas dañadas), lo que aumenta el riesgo de infección en la vejiga e incluso en la sangre.

Otras situaciones de riesgo

> Mujeres embarazadas.

> Varones con la próstata agrandada.

> Personas que tienen relaciones sexuales sin protección.

> Manipulación torpe en las relaciones sexuales.

> Personas que beben insuficiente cantidad de agua.

> Personas que no vacían su vejiga completamente o cuando sienten necesidad.

Otras causas no infecciosas

La causa más frecuente de la cistitis es una infección bacteriana, pero ocasionalmente también por no vaciar la vejiga completamente o en el momento de sentir la necesidad. Otras personas, aún cuando son conscientes de ello, no pueden vaciar por la presión pélvica ocasionada por un embarazo, o por una obstrucción en alguna parte del sistema urinario ocasionada por un tumor o, en los hombres, hipertrofia de próstata.

Las mujeres, como ya hemos dicho, padecen cistitis con suma frecuencia a causa de:

Limpieza incorrecta desde el ano a la vagina

Transferencias de bacterias por el uso de tampones

Relaciones sexuales con poca higiene

Uso de utensilios sexuales

Uso incorrecto del diafragma

Disminución de la mucosidad protectora a causa de la menopausia

Cambio en el pH que favorece el crecimiento bacteriano

Daños al cambiar un catéter en la uretra para permitir que la orina fluya en una bolsa de drenaje

Hematomas y golpes ocasionados por relaciones sexuales fuertes

Uso de ropa apretada o no traspirable

Aplicación local de irritantes químicos -por ejemplo, en jabones perfumados, desodorantes, cremas sexuales o polvos de talco-

Infección en los riñones

Diabetes de larga duración.

Predisposición

Estará más propenso a contraer cistitis si:

Es sexualmente activo, ya que el riesgo aumenta con la frecuencia de las relaciones sexuales. Debería usar preservativos recubiertos con espermicida o un diafragma con espermicida.

Acaba de entrar en la menopausia que ocasiona cambios en el revestimiento de la vagina y la uretra, lo que hace más propenso a tener bacterias en la orina.

Le han puesto un catéter recientemente, pues una vía de entrada de las bacterias directamente a la vejiga.

Si la orina contiene azúcar, estimula el crecimiento de bacterias.

Cualquier enfermedad que le impida vaciar por completo la vejiga, tales como cálculos renales o incluso si está embarazada.

Excesiva higiene que disminuyen el pH y elimina la capa aislante de la mucosa vaginal.

Causas en las mujeres

Parásitos

Particularmente entre las personas que han estado en el norte de África o el Oriente Medio. La vejiga puede estar infestada por parásitos -esquistosomiasis o bilharziasis- y los síntomas son similares a la cistitis, pero no hay bacterias en la orina.

Aunque también pueden ser causa de cistitis en los varones, es más común en las mujeres si tienen las defensas bajas.

Embarazo

Si una mujer embarazada tiene bacterias en la orina, la orina debe ser cultivada en dos ocasiones, independientemente de si tiene o no síntomas.

De no tratarse adecuadamente se corre el riesgo de infección en los riñones y el parto antes de término.

Cistitis de la "Luna de miel"

La cistitis en las mujeres recién casadas o en viajes de placer, son frecuentes.

Promiscuidad sexual

El cambio frecuente de pareja sexual y las relaciones íntimas en lugares con poca higiene, suelen ocasionar infecciones o irritación de los genitales externos.

Enfermedades venéreas

La gonorrea y la clamidia son infecciones que pueden causar síntomas similares a la cistitis. Además, suele haber flujo vaginal, sangrado después del coito e inflamación del cuello uterino.

Síntomas similares a la cistitis entre los varones jóvenes activos sexualmente pueden ser causados por enfermedades venéreas.

Mujeres posmenopáusicas

Debido a la falta de hormonas sexuales en las mujeres posmenopáusicas, tienen lugar una serie de cambios en todo el cuerpo. Una consecuencia de esto es que el sistema urinario es más fácilmente irritado por la cistitis.

Dermatitis por contacto

Las mujeres que usan desodorantes íntimos u otros materiales potencialmente irritantes en sus genitales, pueden desarrollar síntomas de cistitis. También se declaran por el uso de vibradores u otros utensilios sexuales.

Anticonceptivos

El diafragma, el DIU y otros elementos anticonceptivos, suelen dar lugar a no pocas cistitis.

La cistitis en los hombres

Esta enfermedad es poco frecuente en los hombres, pero cuando se declara es potencialmente más grave. Esto se debe a que podría ser causada por:

Prostatitis

Infecciones de la próstata

Infección renal

Obstrucción en el tracto urinario por un tumor.

Afortunadamente, su tratamiento es sencillo y se resuelve con rapidez (4-9 días), aunque suele ser dolorosa, con dolores abdominales y fiebre. Los homosexuales sexualmente activos son más propensos que los heterosexuales.

Varones con hipertrofia de próstata

El agrandamiento o la inflamación de la próstata en el varón mayor impiden que la vejiga se vacíe por completo. También la uretritis (infección en la uretra) puede dar lugar a síntomas similares en el hombre más joven. .

CAPÍTULO 3

SÍNTOMAS Y DIAGNÓSTICO

Síntomas

La sintomatología de la cistitis es muy clara y tanto en hombres como en mujeres, pueden incluir:

Sensaciones de ardor o dolor al orinar.

Necesidad de orinar con frecuencia y con urgencia, aunque sólo salen pequeñas cantidades de orina.

Orina oscura, turbia o de olor fuerte.

Dolor justo encima del hueso púbico, en la espalda baja, o en el abdomen, y sensación de malestar.

Las mujeres mayores también pueden tener síntomas de debilidad, con caídas, confusión o fiebre.

Ocasionalmente sangre en la orina (hematuria).

La cistitis también puede afectar a los niños y en los menores de cinco años los síntomas pueden incluir:

Debilidad

Irritabilidad

Disminución del apetito

Vómitos

Dolor al orinar.

Diagnóstico diferencial

El diagnóstico de la cistitis se basa principalmente en los síntomas y signos, pero el aspecto visual de la orina no es clarificante. La analítica de la orina mediante tiras reactivas es un método muy rápido, pero si es positivo lo mejor es realizar posteriormente un cultivo en un laboratorio. Si es mujer y con buena salud, es posible que no necesite ver a su médico de cabecera, pues la cistitis posiblemente le desaparecerá con tratamientos naturales. No obstante, depende de la intensidad de los síntomas.

Para la analítica es importante que la mujer se haya separado sus labios vaginales durante la micción, para evitar las bacterias de la piel y la vagina que puedan contaminar la muestra. Si hay inflamación, el médico identificará bacterias y glóbulos rojos y blancos en la orina con la tira reactiva. Si esto es positivo, quizá prescriba antibióticos de inmediato a la espera de una confirmación adicional de la enfermedad. Las pruebas indicarán también qué antibiótico es adecuado o si hay alguna bacteria resistente que no va a responder a ellos. En el caso de repetirse, deberán realizarse nuevas pruebas como ecografía, rayos X y cistoscopia.

Pueden encontrarse gérmenes por:

Infecciones de transmisión sexual (ITS), como la gonorrea o la clamidia

Infectados con una bacteria, como la E-coli

Candidiasis vaginal (infección por hongos)

Inflamación de la uretra (uretritis)

Síndrome uretral (sólo mujeres)

Inflamación de la glándula de la próstata, también conocida como la prostatitis.

Se debe consultar al médico si:

Hay sangre en la orina (hematuria)

Siente dolor intenso en la zona púbica

Ya se han tenido tres o más cistitis al año

Sus síntomas no mejoran después de dos a tres días

Está embarazada o puede quedarse embarazada

Tiene más de 65 años

Tiene fiebre alta, náuseas o vómitos

Tiene dolor en la zona renal o dolor abdominal severo

Tiene otros problemas con su sistema urinario como cálculos renales o dificultad para vaciar la vejiga.

Tiene diabetes

En los niños pequeños es importante descartar cualquier anormalidad del sistema urinario para evitar problemas posteriores en los riñones.

Cultivo de orina

En algunos casos, será necesario realizar análisis mediante la recogida de una muestra de orina. Esto puede ser necesario si:

Se padece cistitis recurrente (más de tres veces en un año)

Se están tomando medicamentos inmunosupresores (medicamentos que suprimen el sistema inmunológico)

Se padece diabetes, pues puede indicar una complicación de la enfermedad

Hay una infección de transmisión sexual como gonorrea, clamidia o candidiasis.

El cultivo de orina confirmará el tipo de bacteria causante, aunque también es posible que no sea ocasionada por una infección. En estos casos, será conveniente que realice pruebas como:

Una ecografía

Una radiografía

Una cistoscopia. Esta última consiste en una cámara de fibra óptica, llamada cistoscopio, que se utiliza para examinar la vejiga. Este tubo delgado tiene una fuente de luz y una cámara en un extremo y se inserta en la uretra, de modo que las imágenes del interior de la vejiga pueden ser transmitidas a una pantalla.

CAPÍTULO 4

ANÁLISIS DE ORINA

Reconocer y analizar las sustancias anómalas que son expulsadas del cuerpo puede proporcionar información sobre nuestro estado de salud y en base a ellas instaurar el tratamiento médico. No obstante, será el estado general del enfermo y su respuesta a la enfermedad, el valor primario que debemos tener en cuenta.

El análisis bioquímico de orina que se llama "análisis de orina", se utiliza comúnmente para diagnosticar una amplia gama de enfermedades. Los ejemplos más habituales incluyen altos niveles de glucosa en orina en los diabéticos, los altos niveles urinarios de cetonas, así como el análisis inmunológico de la orina en el embarazo. También podremos evaluar la respuesta renal a los cálculos, los niveles de insuficiencia y el papel que cumple el riñón en la hipertensión y las cardiopatías, entre otros.

Volumen

En un adulto sano la producción de orina se estima entre 1 y 1,5 litros cada 24 horas. Cuando la emisión de orina es de menos de 100 ml al día (anuria), indicaría una alteración extremadamente grave, que puede ser debida a una obstrucción de las vías urinarias o a una severa glomerulonefritis. Sin embargo, la cantidad por día varía considerablemente y se puede ver afectada por factores tales como:

Ingesta reciente de líquidos (agua, alimentos y bebidas diversas)

Dieta (baja o alta en calorías)

Temperatura externa e interna

Cantidad de sudor

Actividad física

Salud en general (algunas enfermedades pueden afectar el volumen de orina /hora)

Estado emocional.

Características de la orina es normal

El volumen diario es el dato más importante, aunque también se tienen en cuenta el color, la turbidez (transparencia), el olfato, pH (acidez - alcalinidad), y la densidad.

Color:

Normalmente amarillo-ámbar, pero varía de acuerdo a la dieta de las últimas horas y la concentración de la orina. Beber más agua por lo general tiende a reducir la concentración de la orina, y por lo tanto causa que tenga un color más claro. Si la ingesta de agua es poca, la orina tiene un color más denso.

Olor:

El olor (o "mal olor") de la orina puede proporcionar información de la salud. Por ejemplo, la orina de los diabéticos puede tener un olor dulce y afrutado, debido a la presencia de cetonas. En general, la orina fresca tiene un olor suave, pero la orina retenida tiene un olor fuerte, similar a la del amoníaco.

Acidez:

El pH es una medida de la acidez o alcalinidad de una solución que se suele representar mediante un número en el rango de 0 (ácido fuerte) a 14 (álcali fuerte, también conocido como "base"). El agua pura es neutra en el sentido de que no es ni ácida ni alcalina; por lo tanto, tiene un pH de 7. La verdadera importancia del pH en términos de la química física es que es una medida de la actividad de los iones hidrógeno (H +) en una solución.

El pH de la orina normal suele estar en el rango de 4,6 a 8, siendo el promedio típico alrededor de 6,0. Gran parte de la variación se debe a la dieta. Por ejemplo, las dietas de alto valor proteico ocasionan una orina más ácida, pero las dietas vegetarianas generalmente producen una orina más alcalina (siempre dentro del rango típico 4,6-8).

Densidad:

La densidad es también conocida como peso específico. Esta es la relación entre el peso de un volumen de una sustancia, en comparación con el peso del mismo volumen de agua destilada. Dado que la orina es principalmente agua, aunque también contiene otras sustancias disueltas en el líquido, su densidad se espera que esté cerca, pero ligeramente superior a 1,0.

Contenido:

El 95% del volumen de orina normal es debido al agua. El otro 5% se compone de solutos (sustancias químicas que se disuelven en el agua), algunos de los cuales son el resultado de la actividad bioquímica normal dentro de las células del cuerpo. Otros solutos pueden ser debido a los productos químicos ingeridos, tales como los medicamentos.

Los solutos que se encuentran en la orina pueden ser clasificados como iones (por ejemplo, los elementos con carga positiva o negativa debido a la pérdida o la adquisición de uno o más electrones), o moléculas orgánicas (es decir, átomos que se han unido para formar un grupo de átomos que forman a su vez anillos o cadenas de átomos de carbono y que son la creación de la vida, es decir, plantas y animales). Estos solutos que se pueden dividir en dos categorías según su estructura química (por ejemplo, tamaño y carga eléctrica), pueden ser:

Urea:

Se trata de un compuesto químico basado en el carbono cuya fórmula es: CON_2H_4 o NH_2).También es conocida como carbamida. Se obtiene a partir del amoníaco y es producida por la degradación de los aminoácidos, estando la cantidad total relacionada con las proteínas de la dieta.

Creatinina:

Se trata de una sustancia de la sangre que se produce principalmente como resultado de la descomposición del fosfato de creatina en el tejido muscular. Por lo general, es producida a un ritmo bastante constante dependiendo de la masa muscular del cuerpo.

Ácido úrico:

Es un elemento orgánico cuya fórmula química es: C5H4N4O3. Debido a su insolubilidad, el ácido úrico tiene una tendencia a cristalizar, y es una parte común de los cálculos renales.

Otras sustancias o moléculas

Ejemplos de otras sustancias que se pueden encontrar en pequeñas cantidades en la orina normal incluyen los hidratos de carbono, enzimas, ácidos grasos, hormonas, pigmentos, y mucinas, un grupo de grandes proteínas. Además:

Iones:

Los iones son átomos o grupos de átomos que pueden perder o adquirir electrones. En el casos de iones formados por grupos de átomos (que son los iones que han perdido o ganado pocos electrones), se constituyen a partir de sólo un pequeño número de partículas y por lo tanto tienden a ser relativamente pequeños. Estos incluyen:

Sodio (Na)

La cantidad en la orina varía con la dieta y la cantidad de aldosterona (una hormona esteroide).

Potasio (K)

Está presente en los telómeros de los cromosomas.

Cloro (Cl)

La cantidad en la orina varía con la ingesta de sal común, NaCl.

Magnesio (Mg)

La cantidad en la orina varía con la dieta y la producción de la hormona paratiroidea, la cual incrementa la reabsorción de magnesio en el cuerpo y evita su eliminación por la orina.

Calcio (Ca2)

La cantidad también está regulada por la dieta y la hormona paratiroidea, la cual incrementa la reabsorción de calcio por el cuerpo, evitando su eliminación en la orina.

Otros:

Amoníaco

Otras sustancias se forman a partir de una serie de elementos como el amonio (NH4), cuya cantidad producida por los riñones pueden variar según el pH de la sangre.

Sulfatos

Se derivan de los aminoácidos. La cantidad de sulfatos excretados en la orina varía según la cantidad y el tipo de proteína de la dieta.

Fosfatos

Regulados por la hormona paratiroidea que aumenta la cantidad de fosfatos en la orina.

CAPÍTULO 5

Cistitis recurrente

En caso de cistitis de repetición se recomienda la toma de antibióticos dos horas después de tener relaciones sexuales, o si no está relacionada con tener relaciones sexuales, se le puede administrar una dosis baja de antibióticos durante seis meses. Si el tratamiento es adecuado los síntomas deben comenzar a mejorar después del primer día de tratamiento, de no ser así hay que suspenderlo y buscar otras alternativas.

Complicaciones

Aunque en la mayoría de los casos de cistitis la enfermedad se resuelve sin problemas, algunas personas pueden experimentar síntomas de forma casi constante, o episodios recurrentes. Si no puede encontrar la causa, y la cistitis no responde a los antibióticos, es posible que padezca cistitis intersticial (CI) o síndrome de vejiga dolorosa.

Cistitis intersticial

Se trata de una enfermedad crónica que afecta a la vejiga cuyos síntomas son la necesidad urgente de orinar y/o dolor en cualquier lugar entre el ombligo y la parte interior de los muslos, por delante o por detrás. Los síntomas varían desde leves a severos, y pueden ser intermitentes o constantes.

Los casos más graves de CI pueden tener un efecto devastador, tanto sobre quién la sufre como sobre quiénes le cuidan.

Alrededor del 90 por ciento de las personas a las que se les diagnostica CI son mujeres, lo que sugiere que este grupo tiene un mayor riesgo de desarrollar la enfermedad. Sin embargo, la diferencia podría estar en que a algunos hombres a quienes se les ha diagnosticado como "prostatitis" u otra enfermedad similar, en realidad padecen CI.

Es una enfermedad que a menudo comienza de una forma sutil, habitualmente con una mayor frecuencia para orinar que el paciente puede no notar o no reconocer como un problema.

En otros casos, el inicio es mucho más drástico y los síntomas severos se presentan en un lapso de semanas o meses.

En muchos casos, los síntomas se vuelven crónicos pero la enfermedad no tiende a progresar después de los primeros 12 a 18 meses. Muy ocasionalmente, la vejiga se tornará cada vez más pequeña hasta llegar a un punto en el que ya casi no tenga capacidad para almacenar orina.

Cistitis hemorrágica

La cistitis hemorrágica es la aparición repentina de hematuria en combinación con dolor vesical y síntomas de irritación vesical. La cantidad de sangre puede variar desde una cantidad diminuta que aparece ocasionalmente, hasta la presencia continua de sangre de color rojo intenso.

Los pacientes oncológicos están en riesgo de desarrollar cistitis hemorrágica y su aparición puede ser variable. Puede suceder durante el tratamiento, inmediatamente después o su aparición puede retrasarse hasta meses después. Las situaciones de riesgo incluyen:

Quimioterapia con ciclofosfamida o ifosfamida

Cáncer vesical

Radioterapia pélvica

Radioterapia administrada junto con quimioterapia

SIDA

Otros productos químicos (por ejemplo, tintes, insecticidas y drogas)

Antibióticos

Virus (por ejemplo, papovarius y adenovirus)

Infecciones persistentes del conducto urinario

Trombocitopenia (recuento de plaquetas bajo)

Trasplante de médula ósea (debido a la administración de dosis altas de quimioterapia)

A pesar de que puede ser una afección muy grave y provocar un sangrado significativo (hemorragia) o una infección potencialmente mortal (urosepsis), la mayoría de los pacientes se curan.

Síntomas

Hematuria (presencia de sangre de color rosa pálido a rojo intenso), con o sin coágulos sanguíneos.

Disuria (micción dolorosa)

Ardor al orinar

Aumento de la frecuencia urinaria

Urgencia urinaria

Incontinencia urinaria

Nocturia (despertarse durante la noche para orinar; se considera una alteración miccional si sucede dos o más veces durante una noche)

Dolor abdominal (o suprapúbico) impreciso

Fatiga (debida a la anemia)

Infección vesical.

Complicaciones

Descamación de la pared vesical

Reducción del tamaño (atrofia) de la vejiga

Infección sistémica grave (urosepsis)

Obstrucción urinaria

Tratamiento

El tratamiento por lo general varía, aunque no existe un protocolo establecido para tratar la cistitis hemorrágica y con frecuencia puede solucionarse sola. Las pautas son:

Interrumpir el tratamiento, si lo hubiera, que causa los problemas vesicales.

Analgésicos para el dolor.

Antibióticos, en caso de que exista la posibilidad de una infección subyacente o como medida preventiva.

Transfusión de sangre si desarrolla anemia debido a la hemorragia.

Instilación de medicamentos en la vejiga para detener la hemorragia.

Irrigación vesical continuada con solución salina normal.

Ingesta abundante de líquidos por infusión oral o intravenosa para expulsar los metabolitos de la vejiga.

Alcalinización de la orina con diuréticos (sonda de Foley o evacuación frecuente del paciente)

Diuréticos para pacientes con baja producción de orina.

Uso de Mesna (un compuesto que protege las paredes de la vejiga al unirse en la vejiga con el metabolito acroleína para formar un producto inactivo que la vejiga puede expulsar con facilidad. El uso de este compuesto no compromete la actividad antitumoral de la quimioterapia).

CAPÍTULO 6

TRATAMIENTO CONVENCIONAL

Consejos generales

Es una mala costumbre sentarse en el inodoro inclinado hacia delante y dedicar mucho tiempo a ello. Mejor es apoyarse con la espalda en la pared. Esta postura es más adecuada para asegurar un vaciado completo de la vejiga que la postura habitual.

Usar ropa de abrigo en la parte inferior del cuerpo también ayuda a prevenir la cistitis.

Tomar jugo de arándano cada día o cápsulas. Se cree que el jugo de arándano evita que las bacterias comunes se peguen a las paredes de la vejiga y se hagan fuertes allí.

Es necesario orinar inmediatamente después de tener relaciones sexuales para eliminar la mayoría de las bacterias de la uretra.

Las mujeres que evitan orinar durante largos períodos sufren de más infecciones del sistema urinario.

Los síntomas de la cistitis generalmente se resuelven sin tratamiento en 4-9 días, aunque en casos intensos se pueden emplear analgésicos (paracetamol e ibuprofeno), sedantes de las vías urinarias (clorhidrato de fenazopiridina), y antibióticos (trimetoprim, amoxicilina, ampicilina).

No hay evidencias de que aumentar la ingesta de agua alivie la enfermedad, pero se recomienda no bajar de 2 litros de agua al día y suprimir las bebidas alcohólicas.

También se recomienda suprimir las relaciones sexuales.

Puede tomar algún analgésico con paracetamol.

Haga que su orina sea menos ácida bebiendo un vaso de agua con media cucharadita de bicarbonato de sodio disuelto en ella. Los productos que contienen bicarbonato de sodio o citrato de potasio tienen el mismo efecto.

Asegúrese de beber suficientes líquidos para ayudar a limpiar la infección.

Antibióticos

Si los síntomas son moderados o graves, suelen recomendarse el uso de antibióticos durante tres días, una dosis cada 12 u 8 horas. En los casos más complicados, como padecer otra infección subyacente, es posible que se administren antibióticos durante 5-10 días, aunque apenas acortarán su duración.

En el caso de que los síntomas sean leves, es recomendable no usar antibióticos para evitar una resistencia bacteriana. De aplicarse inadecuadamente, las bacterias se harán resistentes al uso de antibióticos y el tratamiento no surtirá efecto.

Si los antibióticos no funcionan, es posible que padezca cistitis intersticial. Se trata de una inflamación crónica (de larga duración) de la pared de la vejiga que no es causada por una infección.

Prevención de la cistitis

No siempre es posible prevenir la cistitis, pero hay algunos pasos que se pueden dar para evitar la enfermedad, por ejemplo:

Hay numerosos datos que recomiendan el jugo de arándano o tomar cápsulas que contengan 200 mg de extracto de arándano. Es posible que no pueda tomarlo si le han recetado el anticoagulante warfarina.

Si padece cistitis tres o más veces al año, posiblemente necesite tomar una dosis baja de antibióticos durante seis a doce meses. Si padece cistitis después de tener relaciones sexuales, seguramente tendrá que tomar una dosis única de antibióticos inmediatamente después de haber tenido relaciones sexuales para prevenir un ataque.

Si utiliza productos espermicidas como método anticonceptivo, puede aumentar el riesgo de contraer cistitis.

Las mujeres que han pasado la menopausia, pueden utilizar cremas que contienen estrógenos aplicadas en la vagina y reducir el riesgo de cistitis.

Aunque no hay pruebas concluyentes, lo siguiente puede ayudar a prevenir la cistitis:

Orinar después de hacer el amor.

Aumentar la ingesta de líquidos.

Usar ropa holgada.

Limpiarse de adelante hacia atrás, después de ir al baño.

Orinar tan pronto como se sienta la necesidad, en lugar de aguantarse.

No usar baños de burbujas perfumados, jabones, ni polvos de talco alrededor de los genitales.

Utilizar la ducha en lugar de un baño para evitar exponer sus genitales a los jabones y al agua sucia durante demasiado tiempo.

Vaciar la vejiga completamente cuando se sienta necesidad.

Usar ropa interior de algodón y evitar el uso de pantalones ajustados y medias de licra.

La cistitis y el sexo

A continuación se presentan algunos consejos de prevención que pueden ser de utilidad si la cistitis es provocada por tener relaciones sexuales:

Asegurarse de que ambos se laven el área genital y las manos antes y después del sexo

Usar un lubricante cuando vaya a tener relaciones sexuales para evitar daños en el área genital

Si se utiliza un diafragma para la anticoncepción, puede que necesite cambiar a otro método

Después de tener relaciones sexuales, asegúrese de que vaciar su vejiga tan pronto como sea posible para deshacerse de los gérmenes.

CAPÍTULO 7

TRATAMIENTO NATURAL

Los tratamientos naturales llevan implícitos el término "inocuos", pues unidos a ellos están los más de 5.000 años de antigüedad, habiendo sido prescritos por miles de expertos en medicina y utilizados por millones de personas de todas las épocas, lugares y condiciones. Aunque en ocasiones no consiguen resolver definitivamente algunas enfermedades, siempre aportan una mejoría que, con frecuencia, logra desencadenar los procesos curativos del propio organismo o al menos impedir que se convierta en crónica. Con respeto a la cistitis, hay varias recomendaciones que resultan imprescindibles llevar a cabo, si queremos la resolución de la enfermedad: reposo en cama, mantener caliente la vejiga, realizar baños de asiento muy calientes (añadiendo manzanilla y malva) al menos una vez al día, y buena hidratación con líquidos siempre calientes o templados. También es recomendable sumergir los pies en agua caliente durante unos minutos.

Plantas medicinales

Para las enfermedades de las vías urinarias, la forma más adecuada de consumir las plantas medicinales es en infusión caliente, dos o tres veces al día. La siguiente relación es de aquellas plantas que tienen un decisivo efecto en la cistitis, calmando los síntomas y resolviendo la enfermedad.

GAYUBA *Arctostaphylos uva ursi*

Composición:

> Pigmentos flavónicos, triterpenos, alantoína, uvaol, materias grasas, ceras y resinas. Taninos, glucósidos y arbutósido. Al eliminarse por vía renal los glucósidos liberan hidroquinona y metilhidroquinona, ejerciendo así su efecto desinfectante.

Usos medicinales:

> Es astringente, diurética, bactericida y cicatrizante. Especialmente para infecciones e inflamaciones de las vías urinarias, sobre todo si la orina es alcalina. Aumenta la eliminación de orina de una manera suave, siendo muy eficaz para el tratamiento de la incontinencia urinaria. Elimina las arenillas de los riñones y alivia las prostatitis. Las dosis deben ser continuadas y durante pocos días, especialmente para aprovechar adecuadamente su efecto antibiótico.

> Por la presencia de taninos, se le atribuyen propiedades antitumorales, aunque existen controversias sobre ello.

Otros usos:

Externamente se emplea para lavar heridas y úlceras por decúbito. Tiene sinergia con la Grama en las infecciones urinarias.

Toxicidad:

Aunque no tiene toxicidad no administrar durante el embarazo ni en presencia de nefritis. Su contenido en abundantes taninos puede irritar la mucosa gástrica en tratamientos prolongados. No consumir simultáneamente alimentos ácidos.

Importante: puede colorear la orina, aunque este efecto no altera sus propiedades.

GRAMA *Agropyron repens*

Composición:

Contiene potasio, sílice y fructosanos.

Usos medicinales:

Diurética. Es un buen remedio para las infecciones urinarias. Aumenta la cantidad de orina, calma los dolores en la cistitis y ayuda a eliminar los cálculos renales. Mejora la gota y el reumatismo.

Otros usos:

Se le han encontrado efectos positivos en las hepatopatías. Tiene sinergia con la Gayuba.

Toxicidad:

No tiene toxicidad.

BREZO *Calluna vulgaris*

Composición:

Ericina, ericinol, quercetina, arbutina, taninos y leucocianidol.

Acciones medicinales:

Es diurética y antiséptica de las vías urinarias. Tiene buenas aplicaciones en cistitis, oliguria (poca orina), edemas, gota, litiasis renal, reumatismo, albuminuria e inflamación de vías urinarias y próstata. En uso externo nos servirá contra los sabañones y las varices superficiales, así como linimento para mejorar la artritis y el reuma. Tiene las mismas aplicaciones que la Brecina.

Otros usos:

Se emplea como sustituto del lúpulo en la elaboración de cerveza y como colorante. Con sus ramificaciones se hacen escobas y con las raíces pipas. Es una planta estupenda para las abejas, aunque también sirve para alimentar a las ovejas. En polvo provoca estornudos de manera similar al árnica.

Toxicidad:

No se conoce.

ARÁNDANO *Vaccinum myrtillus*

Partes utilizadas:

En cistitis se emplean solamente los frutos

Composición:

Taninos, glucósido gálico y neomirtilina en las hojas. Azúcares, inositol, pectina, taninos, carotenos, vitaminas, antocianos en los frutos.

Usos medicinales:

Las hojas son útiles en diarreas y en la diabetes. Los frutos mejoran la agudeza visual, las enfermedades vasculares, las hemorroides, cistitis y en especial la retinopatía diabética. Se utiliza para mejorar el asma y como antiséptico de las vías urinarias, pues posee efecto bactericida en orina.

En sinergia con la Eufrasia para mejorar la patología ocular.

Otros usos:

Los campesinos que toman habitualmente los frutos del arándano tienen justa fama de tener una visión extraordinaria, incluso en la vejez. También se prepara con sus frutos un delicioso postre y exquisitas mermeladas.

Toxicidad:

No tiene toxicidad, aunque el arándano crudo contiene mucho ácido oxálico.

Esencias

(En baño de asiento o frotándolas en el antebrazo)

Los baños de asiento deben ser intensamente calientes, dejando caer el agua desde el ombligo hacia abajo. También pueden hacerse sin tocar el agua, poniendo una toalla o plástico alrededor, de forma tal que los vapores calientes permanezcan en la zona de la uretra. En el caso de elegir el baño completo, hay que poner 10 gotas dentro del agua y permanecer en ella 10 minutos, procurando mantenerla bien caliente añadiendo agua caliente poco a poco.

ESPLIEGO *Lavandula angustifolia*

Composición:

> Acetato de linalilo, linalol, cineol, cumarina, taninos y saponina. También geraniol, limoneno, ácido butírico y ácido valeriánico.

Acciones medicinales:

> Es analgésico, antirreumático, antiséptico, calmante nervioso, diurético, hipotensor y tónico cardíaco.

Aromaterapia:

> En uso externo es una buena esencia para añadir al baño y conseguir un suave efecto relajante, para inhalaciones en los asmáticos y aquejados de sinusitis, cistitis, para las picaduras de insectos y las mordeduras de serpiente, las ladillas genitales, y lavados vaginales en la leucorrea.

Internamente se utiliza en multitud de enfermedades, entre ellas: la migraña, la neurastenia, la histeria, las taquicardias, el asma, la cistitis, los cólicos abdominales, la faringitis y los dolores reumáticos.

Mejores efectos:

Regenerador celular, rejuvenecedor de la piel, anticelulítico, caída del cabello, ansiedad, depresión y debilidad general.

Uso externo

LINAZA *linum usitatissimum*

Las cataplasmas de harina de linaza se recomienda aplicarlas sobre la parte afectada, para ablandar y desinflar los tumores, hinchazones en general y aliviar las enfermedades producidas por frío. Además se usan contra la bronquitis, dolores de espalda, pleuresía, pulmonía, broncopulmonía e inflamaciones del estómago. En cistitis se aplicarán en el bajo vientre, permaneciendo así hasta que se enfríe.

Para preparar las cataplasmas se hace una papilla en frío con la harina y se pone enseguida al calor del fuego para que hierva y espese. Después se extiende con una cuchara sobre un trapo y se aplica caliente a la parte afectada. Puede aumentarse la eficacia, usando el cocimiento de raíz de malva en vez de agua.

Internamente y para reforzar la aplicación de la cataplasma, se ponen las semillas de linaza en cocimiento 20 a 30 gramos por litro de agua, bebiéndola durante el transcurso del día en las afecciones gastrointestinales, irritaciones del estómago, disentería, diarreas, vómitos, inflamaciones de los riñones, de la vejiga y de las vías urinarias en general. Este cocimiento aumenta la secreción urinaria, calma los ardores propios de la cistitis y combate el reumatismo y la gota.

Recidivas

Una vez resuelta la enfermedad y para evitar las recaídas, se recomienda la toma continuada de alguna de estas infusiones calientes:

MAÍZ *Zea mays*

Partes utilizadas:

Se utilizan los estigmas.

Composición:

Potasio y flavonoides, además de resina, saponina, glucósido, peroxidasa, oxigenasa, gomas, esencia y una materia grasa, así como alantoína, taninos y esteroles. Los granos son una fuente importante de ácidos grasos esenciales y dextrina.

Usos medicinales:

Los estigmas son un excelente diurético y ligeramente sedante de las vías urinarias. Se emplea con éxito para la insuficiencia urinaria, la celulitis, cistitis, pielonefritis, gota y obesidad. Baja la inflamación de las vías urinarias y ayuda a eliminar los cálculos renales. Se emplea también para los edemas de las pantorrillas, el exceso de albúmina y la insuficiencia cardiaca. Es de destacar que puede ser empleado en las embarazadas, tanto como diurético inocuo como para hacer que disminuya poco a poco la secreción láctea, en caso de que queramos destetar al bebé. También es importante destacar que tiene un efecto tónico no excitante y que es tolerado incluso por estómagos delicados. Externamente se emplea la harina en las inflamaciones e irritaciones de la piel y para lavar llagas. Tiene sinergia con los rabos de cereza.

Otros usos:

Es muy eficaz para bajar las cifras de las transaminasas.

Toxicidad:

No tiene toxicidad. No emplear en prostatitis.

COLA DE CABALLO *Equisetum arvense*

Partes utilizadas:

Se emplean las hojas.

Composición:

Hierro, potasio, aluminio, sílice, equisetina, selenio, vitamina C y tanino. Flavonoides, glucósidos y alcaloides.

Usos medicinales:

Es un potente diurético y remineralizante. Se emplea especialmente en problemas óseos como osteoporosis, raquitismo y fracturas. Es un excelente diurético, rico en potasio, ayuda a controlar las hemorragias de nariz y potencia la coagulación sanguínea en general. Actúa como antirreumático restableciendo la integridad de los tejidos, mejora las defensas orgánicas, elimina el exceso de ácido úrico, los cálculos renales y corrige las metrorragias y las dismenorreas. Frena la proliferación y división celular en casos de metástasis cancerosa. Eficaz en cistitis. Tiene sinergia con la Bolsa de pastor en hemorragias, con la Dolomita en raquitismo y osteoporosis, y con los espárragos en la insuficiencia renal.

Otros usos:

Externamente se emplea también en las hemorragias de nariz, las heridas sangrantes y las hemorroides. Los brotes tiernos son comestibles en ensalada y poseen un fuerte efecto diurético, además de aportar muchos minerales. Para molestias oftálmicas se emplea la infusión concentrada templada, lo mismo que para lavados de cabello en casos de caspa, seborrea o alopecia.

Mejora la tuberculosis pulmonar y previene la gota.

Toxicidad:

No tiene toxicidad. No se debe consumir por tiempo prolongado ni en grandes cantidades por la presencia de equisetina.

MELILOTO *Melilotus officinalis*

Composición:

Acido cumárico, flavonoides, mucílagos, colina, vitamina C y aceite esencial. También contiene melilotósido que cuando se seca libera cumarina.

Usos medicinales:

Es diurético, sedante de las vías urinarias, astringente, antiespasmódico y emoliente. Se emplea para casos de hemorroides, varices, flebitis y como preventivo de trombosis y embolias. Tiene un efecto favorable sobre el sueño, mejora la digestión, las menstruaciones dolorosas y alivia los síntomas de la menopausia. Externamente será útil aplicado en forma de compresas templadas en conjuntivitis, vista cansada y cuando se somete a un esfuerzo continuado a los ojos. En forma de cataplasma se aplica en abscesos, forúnculos, articulaciones inflamadas y traumatismos. Podemos elaborar un colirio mezclándolo con un poco de suero fisiológico.

Otros usos:

Una infusión concentrada es eficaz contra las borracheras. Tiene sinergia con la Eufrasia en las irritaciones oculares.

Toxicidad:

No tiene toxicidad. No debe emplearse la planta seca a no ser que la queramos utilizar como anticoagulante.

CEBADA *Hordeum vulgare*

Composición:

Sales minerales, alcaloides, enzimas, almidón, malta, vitamina E y ácidos grasos poliinsaturados.

Usos medicinales:

Es estimulante nervioso, antidiarreica y diurética. Se emplea como nutritiva, para mejorar la digestión, corregir las dispepsias. Aumenta la tensión arterial, es diurética, mejora la pielonefritis, las litiasis renales, la cistitis y el exceso de colesterol.

Otros usos:

Con ella se elabora la malta que se emplea para fabricar cerveza, whisky y un sucedáneo del café nutritivo y saludable.

Toxicidad:

No tiene toxicidad.

Oligoterapia

La oligoterapia no se emplea para cubrir carencias de oligoelementos, sino para cambiar la tendencia a las enfermedades.

La forma galénica adecuada es en agua catalítica, pues se asemeja a la misma proporción y características que dicho oligoelemento tiene dentro del cuerpo. De no ser posible, hay que emplear el oligoelemento asociado a levadura de cerveza.

COBRE

En el ser humano hay concentraciones muy importantes en el hígado, músculos y el páncreas, con un peso total de casi 150 mg por adulto. Cantidades igualmente altas se halla en los crustáceos y moluscos, cuya sangre es de color azul precisamente por su alto contenido en cobre.

La cantidad de cobre presente en la sangre está asociada a la ceruloplasmina, una alfa globulina y el resto, una pequeña fracción del total, está asociado a albúmina, a los hematíes y a la proteína transcupreína, todas ellas con cierta relación con el hierro. La concentración de cobre está aumentada durante el embarazo, lo mismo que durante el tratamiento con estrógenos, siendo el contenido normal de la dieta de 2 a 5 mg/día.

Su absorción se produce en el intestino delgado y se regulan las necesidades de manera automática, aunque una parte importante no puede ser metabolizada por encontrarse ligada a compuestos no absorbibles. La porción útil se une a la albúmina y de ahí pasa al hígado y la médula ósea, eliminándose el sobrante por orina y bilis, retornando parte de él a la sangre como ceruloplasmina y finalmente de nuevo al hígado.

Nos encontramos con uno de los oligoelementos más empleados. De hecho, decimos que el cobre le da color a la vida. Tiene utilidad en los casos de infertilidad, en el acné, en todas las alergias (asma, rinitis, sinusitis alérgica, dermatitis alérgica, etc.), en las gripes de repetición, en las enfermedades infecciosas crónicas, en el reumatismo y en el vitíligo. Debe anotarse que el zinc y el cobre pueden interactuar entre ellos, por lo tanto deben administrarse de forma independiente y en cantidades adecuadas para que no exista interferencia entre ellos.

Funciones corporales:

Interviene junto al hierro en la síntesis de la hemoglobina, siendo imprescindible para la absorción, metabolización y disponibilidad de este mineral.

Interviene en el desarrollo y mantenimiento de los huesos.

Imprescindible en la formación de la melanina a través de su acción en el metabolismo del aminoácido tirosina.

Necesario para la coordinación muscular y la fuerza motriz.

Interviene en el metabolismo de las proteínas y la producción del RNA.

Protege a la vaina de mielina ayudando al metabolismo de los fosfolípidos.

Estimula el crecimiento sano del cabello y su pigmentación.

Es un potente antiinflamatorio y estimula la producción de corticoides orgánicos.

Favorece la formación de anticuerpos y antitoxinas en sinergia con la vitamina C.

Refuerza el sistema inmunitario a través de su acción sobre los leucocitos.

Aumenta la resistencia de las articulaciones y el tejido cartilaginoso a las inflamaciones.

Es co-factor de numerosas enzimas, entre ellas algunas que impiden la acción de los radicales libres, teniendo así una función antioxidante indirecta.

Favorece la respiración celular.

Incrementa la producción de hormonas suprarrenales y tiroideas.

Controla el exceso de colesterol y evita la excesiva coagulación sanguínea.

Aplicaciones generales:

En presencia de gripe si se administra prematuramente se corta la enfermedad en 48 horas. También como preventivo en los meses invernales.

Alta velocidad de sedimentación.

Infecciones en general o baja resistencia.

Permite acortar la enfermedad infecciosa y reducir la dosis de antibióticos.

Procesos reumáticos inflamatorios.

Enfermedades de los cartílagos o tendones.

Calvicie prematura, canas.

Vitíligo, psoriasis y piel pálida.

Disfunciones glandulares del tiroides y suprarrenales.

Leucemia y estados cancerosos.

Osteoporosis, artrosis cervical.

Quemaduras y úlceras por decúbito.

Suplementos dietéticos

Los siguientes suplementos dietéticos se utilizarán para reforzar la acción de los más específicos, así como para que el organismo en su conjunto, y la vejiga en particular, entren en una fase de fortaleza, impidiendo que la enfermedad se haga crónica.

VITAMINA A *Retinol o axeroftol*

Funciones orgánicas

Ejerce influencia decisiva en los procesos metabólicos celulares, especialmente en los bastoncillos de la retina, en el metabolismo de los esteroides adrenales y las hormonas sexuales, así como en el desarrollo genital. Interviene en el crecimiento estatural, tanto a nivel del esqueleto como en los tejidos blandos, quizá por su efecto sobre la síntesis de las proteínas. Mantiene los epitelios y mucosas (digestiva, respiratoria y urinaria) en buen estado, asegura una permeabilidad correcta a las membranas, ejerciendo por ello una eficaz acción antiinfecciosa, ayudada por su acción sobre las células secretoras de moco.

Es necesaria en la reparación de los tejidos dañados o destruidos, en la formación de la placenta, la función adecuada de la hipófisis, la secreción salivar y lagrimal, y la producción de las plaquetas.

Vitamina fácilmente oxidable, es útil administrarla junto con la vitamina E por su papel como oxidoreductor y evitar someterla a temperaturas superiores a 120°.

Potencia la acción de los citostáticos, juega un importante papel en la estimulación de los mecanismos de defensa y ayuda a formar el esmalte dentario. El ácido de la vitamina A parece actuar de un modo totalmente distinto al de los citostáticos y es probable que dirija una regresión del tejido epitelial neoplásico, hacia un tejido epitelial normal.

Aplicaciones ortomoleculares:

Es un agente terapéutico en las lesiones precancerosas y profiláctico en los tumores epiteliales.

En dosis altas puede cortar los vómitos persistentes de los niños.

Psoriasis y cualquier forma escamosa de la piel.

Débil resistencia a las infecciones, conjuntamente a la vitamina C.

Niños prematuros, unida al resto de los remedios que aseguren un desarrollo correcto.

Alteraciones endocrinas como tireotoxicosis, procesos pancreáticos, enfermedad de Basedow, esterilidad, oligoespermia y falta de ovulación.

Acné, asociada a la vitamina B-6.

Úlceras y mala cicatrización de heridas, así como en la fase de recuperación de las quemaduras, asociada a la vitamina C.

Gastritis e hipocloridia asociada al complejo B. También en las diarreas.

Como profiláctico de los cálculos renales y vesicales.

En la sinusitis crónica seca, las bronquitis y las ronqueras.

En la sordera producida por estreptomicina, en las otitis y los acúfenos.

Como profiláctica de las grietas del pezón y para asegurar el crecimiento del niño.

En la insuficiencia hepática, ya que la ausencia de grasas impide su absorción.

En la piorrea, unida a las vitaminas del grupo B y la E.

En la fotofobia y las jaquecas oftálmicas.

Cistitis de repetición.

JALEA REAL

Su función en las enfermedades es cambiar el desorden cuántico y restaurar el nivel energético, los cuales impiden que los diversos sistemas interactúen entre ellos para resolver la enfermedad. Puesto que finalmente toda curación ha sido posible porque el organismo consigue la curación, cualquier elemento que empleemos para reforzar esa capacidad de autoequilibrio logrará resolver la enfermedad si anteriormente hemos empleados los remedios adecuados.

La Jalea real está compuesta por:

66% de agua, 12,3% de proteínas, 5,4% de grasas, 12,5% de carbohidratos. Un pequeño porcentaje - 3%- de materias aún desconocidas.

Entre los aminoácidos encontrados están:

Alanina, cisteína, fenilalanina, tirosina, valina, prolina, lisina, triptófano, treonina, serina, ácido glutámico, ácido aspártico, leucina y glicocola.

Las vitaminas son:

Tiamina, riboflavina, piridoxina, biotina, ácido fólico, nicotinamida, ácido patoténico.

Y en menor proporción: Vitaminas A, C, D, E y B-12.

Minerales: Cobre, calcio, fósforo, hierro, potasio, sílice.

Otros compuestos: Ácidos orgánicos HDA y HDE de acción bacteriostática. Ácidos nucleicos ARN y ADN.

Aplicaciones terapéuticas:

Mejora el estado general del cuerpo, aumentando la capacidad física y mental.

Mejora el humor y el optimismo.

Especialmente recomendable para ancianos y niños.

Cistitis crónicas en la edad madura.

Provoca un aumento del metabolismo basal de un 2,4%.

Rebaja las tasas de azúcar en sangre un 34% a las tres horas de ingerirla, lo mismo que las cifras altas de colesterol.

Influye favorablemente en la angina de pecho, la arteriosclerosis, la anemia y la astenia.

Ayuda a controlar las alergias, potencia las defensas naturales y la producción hormonal, siendo un moderado estimulante sexual.

Se le atribuyen propiedades para mejorar las bronquitis, tosferina, los dolores de cabeza y la ansiedad.

Por su riqueza en nutrientes es adecuada en el acné, la caída del pelo y las dermatitis en general.

Ayuda en las dismenorreas, la distrofia muscular, el estreñimiento, las hemorroides y las varices.

Tiene efectos positivos en las hernias recientes, el herpes, las náuseas y la falta de apetito.

Se recomienda una dosis diaria de 1.000 mg, durante tres meses.

AJO *Allium sativum*

Composición:

Una enzima (aliinasa), que se transforma en disulfuro de alilo, inulina, aceite esencial y vitaminas A, B, C y nicotinamida. También hierro, fósforo, calcio, proteínas y carbohidratos.

Usos medicinales:

Es antiséptico, balsámico, antihelmíntico, hipotensor y diurético. Se le reconocen propiedades como rejuvenecedor y restaurador arterial. A pesar de que sus acciones han sido demostradas en repetidas ocasiones por los mejores investigadores, el uso del ajo sigue estando muy limitado a sus aplicaciones culinarias. En el mercado de la herbodietética existen perlas a base de su aceite o incluso con ajo puro pulverizado y seco, que nos pueden servir para utilizarlo con eficacia sin que notemos su profundo olor en el aliento.

Al eliminarse parcialmente por orina en forma activa, desinfecta las vías urinarias.

Su mejor aplicación es para la arteriosclerosis, los zumbidos de oído, la hipertensión arterial y la pérdida de memoria en la vejez. Es eficaz también por su efecto antibiótico en las enfermedades del aparato bronquial, ya que al eliminarse por el aliento ejerce un efecto local muy poderoso como bactericida. Se le reconocen propiedades contra el cáncer. Mejora también la diabetes, la gripe y los enfriamientos, teniendo en estos casos un efecto bactericida potente. Elimina los parásitos intestinales, previene la trombosis y alivia la claudicación intermitente.

Su jugo neutraliza el veneno de los insectos. Se le reconocen propiedades contra el cáncer, estimula el sistema inmunológico y ayuda a reducir los ataques de asma alérgica, recomendándose para el tratamiento del SIDA.

Homeopatía

La homeopatía no tiene una acción directa sobre la parte afectada, pues lo que se pretende es restaurar el equilibrio energético y cuántico del organismo, el cual debe desencadenar los procesos que llevarán a la curación. La primera manifestación de su eficacia es la desaparición de los síntomas, en ocasiones tan eficazmente como el mejor de los analgésicos.

Aunque debería ser empleada por un experto homeópata, no por sus posibles efectos secundarios, sino para asegurar su efectividad, la relación de productos recomendados proporcionará un gran alivio de la sintomatología y en ocasiones la total curación de la enfermedad.

Se utilizarán 5 gránulos tres veces al día -dejándolos caer debajo de la lengua sin tocarlos con los dedos-, a una dilución media de 7-9 CH, según los síntomas.

ACÓNITO *Aconitum Napellus*

Características de la enfermedad

Se suele dar en personas fuertes, muy activas, las cuales presentan los síntomas después de un cambio repentino climático, especialmente a causa de una insolación, aunque también por una exposición al frío seco o al viento helado.

Los dolores son intensos, con angustia y suele haber sed intensa de líquidos fríos. La enfermedad es muy fuerte y el enfermo está inquieto y tiene temor de morir. La piel está roja, sin sudor, hay escalofríos y fiebre alta de rápida aparición.

Hay palpitaciones con dolores agudos en la región del corazón, ansiedad, pulso lleno, duro y rápido (el enfermo tiene que descansar extendido con la cabeza alta).

Orina escasa, oscura, quemante. Siempre se presenta ansiedad al principio de la micción. Ardores al orinar. Suspensión de las reglas después de una tempestad o de un resfrío. Dolores reumáticos agudos con entorpecimiento y hormigueos, cabeza y manos calientes, pies fríos.

Fiebre, escalofrío que se agravan al menor movimiento. Calor seco, sed de grandes cantidades de agua fría. Cara roja que se pone pálida si el enfermo intenta levantarse. Agitación intensa con miedo a la muerte. Pulso acelerado y duro que cesa cuando aparece la transpiración.

El enfermo se mueve de un lado a otro gimiendo, se declara perdido y él mismo predice el día y la hora de su muerte. La piel está seca, ardorosa; la cara roja cuando está acostado y que adquiere una palidez mortal cuando va a levantarse.

Los dolores son agudos e intolerables, más marcados por la noche, con entorpecimientos y hormigueos como de insectos corriendo sobre la piel. Generalmente provocados por un golpe de aire frío. Cabeza ardorosa, pesada, con abatimiento y vértigos al levantarse. Neuralgia facial con dolores agudos, agotadores, hormigueos y entorpecimiento.

Agravación: Por la tarde, hacia la media noche, después de exponerse a un viento frío y seco, estando acostado sobre el lado doloroso y en una habitación caliente.

Mejoría: Al aire libre, por el reposo y después de una transpiración.

Aplicaciones

En todas las sintomatologías febriles, en la amenorrea que se declara después de un enfriamiento, en las neuralgias por frío, y en la hipertensión arterial que hace pensar al enfermo que padece un infarto. Es uno de los mejores remedios como antiinflamatorio, analgésico y detumescente.

También lo emplearemos en: ciática, gota, cistitis, síntomas reumáticos, tos espasmódica, neuralgias del trigémino, asma, amigdalitis y laringitis, así como en las secuelas de hemiplejia. Aortitis. Blenorragia. Bronquitis. Bronconeumonía. Cefalea. Congestión pulmonar. Coriza.

Endocarditis. Epididimitis. Fiebre amarilla. Gripe. Hemoptisis. Hemorragias. Laringitis. Mastitis. Melancolía. Neumonía. Otitis. Palpitaciones. Parálisis. Peritonitis. Pleuresía. Sarampión. Taquicardia.

Otras aplicaciones

Pesadez en la frente, fiebre después de un susto, estornudos y abundancia de mucosidad nasal, dificultad al tragar, garganta seca y ardiendo, tos dolorosa que mejora al acostarse de lado y en ocasiones expectoración con sangre, hipersensibilidad al ruido e incluso dolor de oídos intenso, dolores al orinar.

En resumen

Afecciones que cursan a causa del miedo. Dolores intensos que aparecen bruscamente. Gripes y enfermedades ocasionadas por frío.

BELLADONA *Atropa belladonna*

Características de la enfermedad

La aparición es brusca, imprevista, normalmente en infecciones. Hay fiebre alta, sudores, cara roja y congestionada, dolores de cabeza con agitación y hasta convulsiones. También palpitaciones, especialmente en la cabeza, escalofríos, sequedad de mucosas, dificultad para tragar, pupilas dilatadas, dolores cólicos que mejoran al inclinarse hacia atrás.

Aparecen afonía, sequedad de garganta, tos seca, amigdalitis y calores intensos, síntomas que empeoran con la luz, el ruido, el aire frío y mejoran con el reposo en cama. La menstruación es abundante y de mal olor.

Aplicaciones

Es muy eficaz en amigdalitis, faringitis y escarlatina, especialmente si hay fiebre alta, rubor y dolor (5 CH cada hora). En cualquier proceso febril intenso, cuando hay calambres y convulsiones (8 CH). También en la menstruación prolongada e intensa, las inflamaciones uterinas y las cistitis con ardor al orinar.

Otras aplicaciones

Dificultades en la deglución. Dolores cólicos que mejoran al inclinar el tronco hacia atrás. Dolor de cabeza pulsátil y especialmente durante las enfermedades con fiebre o después de la exposición al sol. Fotofobia, conjuntivitis sin lagrimeo, dolores del oído derecho que se extienden al rostro. Garganta seca con dolor al tragar y amigdalitis del lado derecho. Espasmos por fiebre, con pesadillas. Enfermedades eruptivas infantiles.

En resumen

Cualquier brote de calor, ardor o enrojecimiento, sea interno o externo, preferentemente del lado derecho, de aparición brusca e intensa.

CANTHARIS *Cantárida*

Características de la enfermedad

Inflamaciones renales, de vejiga o uretra, con retención de orina y dolores espasmódicos. Hay leucorrea, dolor al orinar, inflamación de la próstata y del glande, y con frecuencia pleuritis, dermatitis y pericarditis.

Tratamiento

Inflamación de las vías urinarias, especialmente cuando curse con ardor y fuerte dolor espasmódico en la vejiga. Gastralgias acompañadas de debilidad, diarreas ardientes con moco y sangre. Faringitis. Los síntomas empeoran al beber y con la micción.

Otras aplicaciones

Cistitis con orina escasa, de color rojo y dolor al orinar. Prurito vulvar, leucorrea con ardor al orinar, quemaduras dolorosas, orquitis.

En resumen

Afecciones de vías urinarias y genitales con dolor intenso manifestadas de forma brusca.

DULCAMARA *Solanum dulcamara*

Características de la enfermedad

Hay irritación renal, úlceras bucales, inquietud, delirio, saliva viscosa, estornudos secos, y accesos de cólera. Se dan igualmente cólicos, vómitos y diarreas acuosas, síntomas que se agravan con la humedad, el frío y que mejoran con el calor.

Aplicaciones:

Se emplea para el reumatismo ocasionado por humedad o frío, lo mismo que para las afecciones de las vías urinarias. Es eficaz en la orina turbia y de intenso olor, en el herpes, el eccema húmedo y en la diarrea estival.

NUX VOMICA *Strychnos nux-vomica*

Características de la enfermedad

Hay una hipersensibilidad a casi todo, incluido los olores. Por ello el individuo afectado está casi siempre irascible, con deseos de polémica, de mal humor al despertarse y con sueño después de comer. Le sienta mal el café, el frío, el tabaco y los estimulantes, aunque los toma con frecuencia para aguantar la lucha diaria y solamente se sienten aliviados con el sueño, el cual es agitado y profundo casi al amanecer, cuando apenas le quedan unos minutos para levantarse.

Con lengua saburral, repugnancia por el pan y deseos de platos muy condimentados, se sienten incapaces de trabajar después de comer, a no ser que duerman una pequeña siesta. Todo ello les produce trastornos hepáticos, estreñimiento, hemorroides y estornudos frecuentes al levantarse. También padecen dolores lumbares y fiebres con escalofríos de naturaleza imprecisa.

La posología puede ser de la 5 CH en los casos locales y de la 30 CH en los casos emocionales.

Mejora: con el descanso.

Empeora: se agravan al comer, tomar estimulantes y por la mañana

Aplicaciones

Emociones intensas que ocasionan náuseas y vómitos o jaquecas. Inflamaciones del aparato digestivo, especialmente ocasionadas por el alcohol, estreñimiento pertinaz, hemorroides dolorosas, dismenorreas y ciática.

Otras aplicaciones

Cefaleas paroxísticas, excitación sexual, cansancio en brazos y piernas, garganta áspera y seca, hormigueo en piernas y brazos.

En resumen

Para enfermos con gran sensibilidad al ruido, a la luz y al frío. Infecciones por frío.

PULSATILLA *Pulsatilla pratensis, Anémona pulsátil*

Características de la enfermedad

Se da en personas rubias y de ojos azules que padecen con frecuencia estancamientos venosos en manos y pies. Son de carácter suave, resignados, aunque se sienten heridos con facilidad y buscan consuelo enseguida.

Les gusta el aire libre fresco, los alimentos naturales, así como moverse en el campo. Pierden con frecuencia el gusto y el olfato, tienen la nariz seca por la noche y húmeda por la mañana, la boca seca sin sed, dolores diversos con escalofríos que cambian con rapidez, mal sabor por las mañanas, digestiones lentas, acidez gástrica, y en la piel son frecuentes los sabañones y las úlceras varicosas.

Empeoran con el calor, el reposo y comiendo tocino, mantequilla y otras grasas saturadas. Les apetece mucho el vinagre, los pepinillos y los platos fríos, lo que les produce frecuentemente diarreas.

No le gustan las relaciones de pareja a pesar de tener un fuerte deseo sexual, y los varones es normal que tengan orquitis, mientras que las mujeres padecen amenorreas, leucorreas y flujo negro. Es frecuente en mujeres rubias, tímidas, dulces, hipersensibles y con tendencia a la depresión y al llanto, que son frioleras y se les adelanta la menstruación.

Aplicaciones

Podemos tratar los trastornos digestivos derivados del consumo de grasas animales y helados, las otitis purulentas, las corizas primaverales o crónicas, las varices y sabañones, así como las depresiones por falta de compañía familiar. También las orquitis producidas por las paperas y los trastornos de la menstruación que cursen con flujos anormales. Igualmente es eficaz en el infantilismo, la esterilidad, la menopausia, las afecciones hepatobiliares, la diarrea aguda con vómitos, los moratones y las inflamaciones de los párpados y conjuntiva.

Otras aplicaciones

Estornudos crónicos, otitis media, inflamaciones de la conjuntiva y párpados, y sensación de frío intenso.

En resumen

Pacientes jóvenes con alteraciones venosas, moratones, y piernas dolorosas en la zona de la pantorrilla. Cistitis en personas tímidas, débiles y delgadas.

Alimentos y bebidas a evitar

CAFÉ

Normal o descafeinado), puede ser irritante de vejiga, no sólo por la cafeína, sino también para el nivel alto de acidez.

TÉ

Da igual que sea caliente o helado, ya que ambos consiguen su sabor por los taninos, capaces de irritar la vejiga. Los tés verdes son también notoriamente ácidos.

REFRESCOS

Si la mayoría de los refrescos eliminan el óxido de una moneda, imagínense lo que haría con una herida en la vejiga.

Las sodas son muy irritantes no sólo para el ácido cítrico utilizado para dar sabor, sino también para los agentes conservantes y saborizantes.

ZUMOS DE FRUTAS

Los zumos, especialmente naranja, tomate, fresas y limón, son muy ácidos y la mayoría pueden desencadenar un brote de cistitis. Si lo desea, puede tomar el de manzana y pera.

AZÚCAR

El azúcar blanco genera gran acidez, así como la mayoría de los edulcorantes artificiales. Si necesita endulzar, utilice melaza de caña o miel de abeja.

CHOCOLATE

El chocolate tiene fama por la facilidad que tiene para ocasionar alergias y dolores de cabeza. Los blancos, ricos en manteca de cacao, aún son más perjudiciales. Si le gusta mucho, intente comer los que contienen al menos un 70% de chocolate puro, libre de grasa.

CARNES

Ocasionan también fuerte acidez, especialmente las de caza, casquería y vacuno. Tenga cuidado también con el jamón y los embutidos.

VEGETALES

Salvo el tomate, la mayoría de los vegetales son alcalinizantes, así que puede tomarlos todos.

LECHE

La leche de la vaca es para el ternero, así que evítela. La misma recomendación sirve para los lácteos. Cámbiela por leche de soja, de arroz o de avena.

CEREALES

Salvo el pan de centeno, puede consumir cualquier tipo de pan. Los dulces y galletas en general, procuren que sean integrales.

FRUTAS

Evite lasa cítricas (naranja, pomelo, limón y fresas), y consuma con preferencia arándanos, manzanas, mango, sandía o papaya.

CAPÍTULO 8

INCONTINENCIA DE ORINA

La incontinencia urinaria es la incapacidad para controlar la emisión de la orina desde la vejiga. Algunas personas experimentan pérdidas ocasionales, de menor importancia, aunque en otras las emisiones son importantes. No debe confundirse este síntoma con la urgencia urinaria, la cual si no es satisfecha rápidamente puede originar una pérdida involuntaria de la orina. La diferencia estriba en que exista percepción del deseo de orinar o no.

Tipos de incontinencia urinaria

La incontinencia urinaria no es necesariamente un problema permanente. El embarazo, delirio, infección, irritación vaginal, depresión y psicosis pueden causar alguna forma de incontinencia; ciertas medicinas también pueden ser responsables de esto.

La causa más común de incontinencia en gente muy mayor, es una alteración del músculo detrusor, el cual cuando se contrae expulsa la orina y tiene como antagonistas los esfínteres de la uretra.

Incontinencia total

Está caracterizada por una pérdida más o menos constante de pequeñas cantidades de orina, sin que influya la posición del cuerpo. Suele estar causada por:

> Daño en el esfínter urinario (por una anormalidad anatómica o lesión)
>
> Daño en el nervio
>
> Tumores infiltrativos
>
> Presencia de fístulas o pasajes anormales a través de la cual sale la orina del cuerpo
>
> Bypass de la uretra.

Incontinencia por stress

Se manifiesta al toser, estornudar, levantar algún peso o cualquier otra cosa que incremente su presión dentro del abdomen, forzando la orina a gotear. Es más común en la mujer que en el hombre, especialmente mujeres que han tenido niños, o que tienen estrechez de los músculos de la pelvis o quienes han sido sometidos a cirugía en la región pélvica.

La incontinencia por estrés se produce cuando el músculo esfínter de la vejiga se debilita. En las mujeres, los cambios físicos como consecuencia del embarazo, el parto y la menopausia pueden causar la incontinencia de esfuerzo. En los hombres, la eliminación de la glándula prostática puede llevar a este tipo de incontinencia.

Incontinencia de urgencia

La urgencia urinaria está causada por la inflamación de la vejiga o un problema neurológico que origine de repente deseos incontrolables de evacuar, seguido de una pérdida involuntaria de orina. Las contracciones musculares de la vejiga son muy intensas y puede darse un aviso de sólo unos pocos segundos a un minuto para evacuar. Con frecuencia se da en los cambios bruscos de temperatura, justo al entrar en su casa o en el cine.

Con la incontinencia de urgencia, puede que tenga que orinar con frecuencia, incluso durante toda la noche. Puede ser causada por infecciones del tracto urinario, irritantes de la vejiga, problemas intestinales, enfermedad de Parkinson, la enfermedad de Alzheimer, derrame cerebral, lesión o daño del sistema nervioso asociado a la esclerosis múltiple. Si no hay causa conocida, la incontinencia de urgencia también se conoce como vejiga hiperactiva.

Incontinencia por rebosamiento

En personas con orina por rebosamiento, la vejiga está distendida, no admitiendo más cantidad sin que gotee algo hacia afuera. La retención crónica de la orina puede conducir a este problema. Es más común en ancianos y en hombres con agrandamiento de la próstata, lo cual restringe la salida del flujo de orina.

A veces se puede sentir como si nunca estuviera totalmente vacía y cuando se orina, puede emitirse sólo un flujo débil de orina. Este tipo de incontinencia puede ocurrir en personas con la vejiga dañada, la uretra bloqueada, o lesiones nerviosas a causa de una diabetes.

Incontinencia mixta

Si tiene síntomas de más de un tipo de incontinencia urinaria, tales como incontinencia de esfuerzo e incontinencia de urgencia, seguramente tiene incontinencia mixta.

Incontinencia funcional

Muchos adultos mayores, especialmente las personas en hogares de ancianos, sufren incontinencia, simplemente porque un problema físico o mental les impide llegar a la baño a tiempo. Por ejemplo, una persona con artritis grave no puede ser capaz de desabrochar su pantalón con la suficiente rapidez. Esto se llama incontinencia funcional.

Incontinencia total

Este término se utiliza a veces para describir una continua pérdida de orina, día y noche, incluso grandes volúmenes.

En tales casos, la vejiga no tiene capacidad de almacenamiento. Algunas personas tienen este tipo de incontinencia, ya que nacieron con un defecto anatómico. Este tipo de incontinencia puede ser causada por lesiones en la médula espinal o del sistema urinario o por una apertura anormal (fístula) entre la vejiga y una estructura adyacente, como la vagina.

Problemas anexos

La incontinencia urinaria puede indicar una condición subyacente más seria, especialmente si se asocia con sangre en la orina. Además, puede causar restricción de las actividades y limitar la interacción social para evitar la vergüenza, así como puede aumentar el riesgo de caídas en los adultos mayores cuando se apresuran a llegar al baño.

Causas de la incontinencia aguda

La incontinencia urinaria aguda no es una enfermedad, es un síntoma. Puede ser causada por hábitos cotidianos, enfermedades o problemas físicos, por lo que se hace necesaria una evaluación médica exhaustiva para ayudar a determinar qué hay detrás de la incontinencia.

Las causas de la incontinencia urinaria temporal o aguda puede estar ocasionada por:

Alcohol

El alcohol actúa como estimulante de la vejiga y diurético, que puede causar una necesidad urgente de orinar.

Sobrehidratación

Si bebe líquidos en demasía, especialmente en un periodo corto de tiempo, aumenta la cantidad de orina que su vejiga tiene que eliminar.

Deshidratación

Si no consume suficiente líquido para mantenerse hidratado, la orina en ocasiones puede llegar a ser muy concentrada. Esta colección de sales concentradas puede irritar la vejiga y empeorar la incontinencia.

Cafeína

La cafeína es un diurético y un estimulante de la vejiga que puede causar una necesidad repentina de orinar.

Irritación de la vejiga

Las bebidas carbonatadas, el té y el café con o sin cafeína, así como los edulcorantes artificiales, jarabe de maíz, y alimentos y bebidas con alto contenido de especias, azúcar y ácido, como los cítricos y los tomates, pueden irritar la vejiga.

Medicamentos

Los medicamentos para el corazón, la presión arterial, los sedantes, relajantes musculares y otros similares pueden contribuir a problemas de control de la vejiga.

Infecciones

Las infecciones pueden irritar la vejiga, haciendo que tenga fuertes deseos de orinar. Estos impulsos pueden dar lugar a episodios de incontinencia, que puede ser la única señal de advertencia de una infección del tracto urinario. Otros posibles signos y síntomas incluyen una sensación de ardor al orinar, y orina con mal olor.

Estreñimiento

El recto se encuentra cerca de la vejiga y comparte muchos de los mismos nervios. Las heces duras y compactadas en el recto hacen que estos nervios estén hiperactivos y aumenten la frecuencia urinaria.

Causas de la incontinencia urinaria persistente

Las causas de la incontinencia urinaria persistente pueden ser originadas por problemas físicos o cambios, entre ellos:

Embarazo y parto

Las mujeres embarazadas pueden experimentar incontinencia urinaria de esfuerzo debido a los cambios hormonales y el aumento de peso de un útero aumentado de tamaño. Además, el estrés de un parto vaginal puede debilitar los músculos necesarios para el control de la vejiga. Estas incontinencias pueden desarrollarse inmediatamente después del parto o tardar años en manifestarse. Los cambios que ocurren durante el parto también pueden dañar nervios de la vejiga y el tejido de soporte, dando lugar a una caída (prolapso) del suelo pélvico. Con ello, la vejiga, el útero, el recto o el intestino delgado pueden ser empujados hacia abajo desde la posición normal y sobresalir dentro de la vagina. Estas protuberancias pueden estar asociadas con incontinencia.

Cambios con el envejecimiento

El envejecimiento del músculo de la vejiga conduce a una disminución en su capacidad para almacenar orina y un aumento en los síntomas de vejiga hiperactiva.

Después de la menopausia las mujeres producen menos estrógenos, una hormona que ayuda a mantener el revestimiento de la vejiga y la uretra. Con menos estrógenos, estos tejidos pueden deteriorarse, lo que puede agravar la incontinencia.

Histerectomía

En las mujeres, la vejiga y el útero se encuentran cerca unos de otros y se apoyan en los mismos músculos y ligamentos. Cualquier cirugía que implique al sistema reproductivo de la mujer -por ejemplo, la extirpación del útero (histerectomía)-, corre el riesgo de dañar los músculos de soporte del suelo pélvico, que puede conducir a la incontinencia.

Síndrome de vejiga dolorosa (cistitis intersticial)

Esta enfermedad crónica en ocasiones causa incontinencia urinaria, así como dolor al orinar.

Prostatitis

La pérdida de control de la vejiga no es un signo típico de la prostatitis, que es la inflamación de la glándula prostática. Aun así, la incontinencia urinaria ocurre a veces con esta enfermedad común.

Agrandamiento de la próstata

La hiperplasia de la próstata en los hombres mayores, puede ocasionar incontinencia.

Cáncer de próstata

En los hombres, la incontinencia de esfuerzo o incontinencia de urgencia pueden estar asociados con el cáncer de próstata no tratados. Sin embargo, más a menudo, la incontinencia es un efecto secundario de los tratamientos -cirugía o radioterapia- para el cáncer de próstata.

Cáncer de vejiga

El cáncer o los cálculos en la vejiga ocasionan incontinencia, urgencia urinaria y ardor al orinar. Otros signos y síntomas incluyen sangre en la orina y dolor pélvico.

Trastornos neurológicos

La esclerosis múltiple, la enfermedad de Parkinson, derrame cerebral, un tumor cerebral o una lesión de columna, pueden interferir con las señales nerviosas implicadas en el control de la vejiga, causando la incontinencia urinaria.

Obstrucción

Un tumor en cualquier lugar a lo largo del tracto urinario puede obstruir el flujo normal de orina y causar incontinencia, generalmente por rebosamiento.

Los cálculos urinarios pueden ser los causantes de la pérdida de orina. Se les localiza en riñones, la vejiga o el uréter.

Pruebas y diagnóstico

Estas son las pruebas y procesos comunes para la incontinencia urinaria:

Es posible que tenga que llevar diariamente su orina a analizar durante algún tiempo. Debe registrar cuánto bebe y orina, si tiene gran necesidad de orinar y el número de episodios de incontinencia. El laboratorio, además, detectará posibles señales de infección, rastros de sangre u otras anomalías.

Otras pruebas adicionales

PVR

Se le pedirá orinar en un recipiente que mide la producción de orina. Luego, se comprueba la cantidad de restos (PVR residual) de orina en la vejiga mediante un catéter o una ecografía.

Ultrasonidos

Para la prueba de ultrasonidos se emplea un dispositivo que se coloca sobre su abdomen, que usa ondas de sonido y una computadora, para crear una imagen de la vejiga. Una gran cantidad de restos de orina en la vejiga puede significar que tiene una obstrucción en el tracto urinario o un problema con los nervios o los músculos de la vejiga.

Ecografía

La ecografía pélvica también puede utilizarse para ver otras partes del tracto urinario o en los genitales para detectar anomalías.

Prueba de estrés

Para las pruebas de tensión se le pedirá toser con fuerza o que empuje hacia abajo cuando se le examina y observarán si hay pérdida de orina.

Prueba urodinámica

Estas pruebas miden la presión en la vejiga cuando está en reposo y cuando se está llenando. Se introduce un catéter en la uretra y la vejiga para llenar su vejiga con agua. Mientras tanto, se realiza un seguimiento de la presión dentro de la vejiga. Este examen ayuda a medir la fuerza y la salud de la vejiga del esfínter urinario.

Cistografía

En esta radiografía de la vejiga, se inserta un catéter en la uretra y la vejiga y a través de ello se inyecta líquido que contiene un colorante especial.

A medida que se orina y expulsa este líquido, las imágenes aparecen en una serie de rayos-X que ayudan a revelar problemas con las vías urinarias.

Cistoscopia

Un tubo delgado con una lente pequeña (cistoscopio) se inserta en la uretra. De esta manera, se buscan o eliminan anormalidades en el tracto urinario.

Tratamiento convencional

El tratamiento para la incontinencia urinaria depende del tipo de incontinencia, la gravedad del problema y la causa subyacente. También hay enfoques conservadores, incluyendo las técnicas conductuales y terapia física, así como opciones más agresivas, como la cirugía. En la mayoría de los casos, se suele efectuar un tratamiento menos invasivo en primer lugar. El éxito del tratamiento depende, sobre todo del diagnóstico correcto.

Técnicas de comportamiento

Las técnicas conductuales y los cambios de estilo de vida y de trabajo para determinados tipos de incontinencia urinaria, pueden ser el único tratamiento necesario.

Entrenamiento de la vejiga

Este entrenamiento puede empezar por tratar de controlar el esfínter durante 10 minutos cada vez que se siente urgencia de orinar. El objetivo es prolongar el tiempo entre las idas al baño, hasta que se consiga orinar cada dos a cuatro horas.

También puede implicar la micción doble -orinar, luego esperar unos minutos y volver a intentarlo-. Este ejercicio puede ayudar a aprender a vaciar la vejiga de forma más completa para evitar la incontinencia por rebosamiento. Además, el entrenamiento de la vejiga puede involucrar aprender a controlar las ganas de orinar.

Cuando se sienta la necesidad de orinar habrá que hacer ejercicios de relajación -respirar lenta y profundamente- o distraerse con una actividad. Esto significa un momento determinado para orinar, e ir al baño de acuerdo con el reloj en lugar de esperar a que se necesite ir. A raíz de esta técnica, se logrará ir al baño en forma rutinaria -por lo general cada dos a cuatro horas.

Dieta

En algunos casos, se trataría simplemente de modificar los hábitos diarios para recuperar el control de la vejiga. Es posible que haya que reducir o evitar las bebidas alcohólicas, el café o las comidas ácidas.

Reducir el consumo de líquidos, perder peso o aumentar la actividad física, son otros cambios de estilo de vida que pueden eliminar el problema.

Terapia física

Se trataría de fortalecer el esfínter urinario del suelo pélvico y los músculos que ayudan a controlar la micción. Son fáciles de hacer, incluso en casa, y resultan eficaces para la incontinencia urinaria de esfuerzo, pero también pueden ayudar a la incontinencia de urgencia.

Para hacer los ejercicios de los músculos del piso pélvico (ejercicios de Kegel, desarrollados a fines de 1940), hay que imaginar que se está tratando de detener el flujo de orina. Apretar los músculos que se usan para dejar de orinar y aguantar mientras se cuenta hasta tres y repetir.

Si se hacen correctamente, se sentirá un tirón cuando se aprieta. Los varones pueden sentir que su pene trata de entrar en su cuerpo. Para verificar que se contraen los músculos correctos, hay que hacer los ejercicios frente a un espejo, evitando apretar los abdominales, nalgas o las piernas.

Si no se está seguro de estar contrayendo los músculos correctos, un terapeuta físico o repasar algún manual de biofeedback, ayudarán a identificar y contraer los músculos adecuados.

Hay conos vaginales que son pesos que ayudan a las mujeres a reforzar el suelo pélvico.

Estimulación eléctrica

En este procedimiento, los electrodos se insertan temporalmente en el recto o la vagina para estimular y fortalecer los músculos pélvicos. La estimulación eléctrica suave puede ser efectiva para la incontinencia de esfuerzo e incontinencia de urgencia, pero se requieren varios meses y múltiples tratamientos.

Medicamentos

A menudo, los medicamentos se utilizan en combinación con técnicas conductuales. Los fármacos comúnmente utilizados para tratar la incontinencia incluyen:

Anticolinérgicos

Estos medicamentos calman una vejiga hiperactiva, por lo que pueden ser útiles para la incontinencia de urgencia. Los más empleados son: oxibutinina, tolterodina, darifenacina, solifenacina y trospium.

Estrógenos tópicos

La aplicación de dosis bajas de estrógenos tópicos en forma de crema vaginal, anillo o parche, puede ayudar a tonificar y rejuvenecer los tejidos de la uretra y las zonas vaginales, lo que reduciría algunos de los síntomas de la incontinencia.

Imipramina

Es un antidepresivo tricíclico que se puede utilizar para tratar la incontinencia de urgencia ocasionada por el estrés.

Otros procedimientos médicos:

Varios dispositivos médicos están disponibles para ayudar a tratar la incontinencia, específicamente para las mujeres e incluyen:

Inserciones uretrales

Son tampones desechables que se introducen en la uretra para evitar que la orina se escape. No son para uso diario. Funcionan mejor en las mujeres que sufren de incontinencia predecible durante ciertas actividades, como jugar al tenis. El dispositivo se inserta antes de la actividad y debe ser retirado antes de la micción.

Pesario

Se trata de un anillo rígido que se inserta en la vagina y se lleva todo el día. El dispositivo ayuda a mantener estable la vejiga, que se encuentra cerca de la vagina, y evita fugas de orina. Se recomienda si se padece incontinencia debido a un prolapso de la vejiga o el útero.

Terapia de radiofrecuencia

Este procedimiento quirúrgico utiliza energía de radiofrecuencia para calentar el tejido en el tracto urinario inferior. Una vez que el tejido se cura, por lo general es más firme, lo que puede reducir la posibilidad de escapes urinarios.

Toxina botulínica tipo A

Las inyecciones de toxina botulínica tipo Botox en el músculo de la vejiga sirven de ayuda en las personas que tienen una vejiga hiperactiva. Los investigadores han encontrado que se trata de una terapia prometedora, pero aún no se ha aprobado este medicamento para tratar la incontinencia.

Inyecciones de material

Los elementos empleados como el colágeno, el circonio, bolas recubiertas de carbono o coaptite, se inyectan en el tejido que rodea la uretra. Esto ayuda a mantenerla cerrada y reduce las fugas de orina. El procedimiento -normalmente se hace en el consultorio de un médico- requiere un mínimo de anestesia y tarda unos cinco minutos. La desventaja es que las inyecciones deben ser repetidas cada 6 y 18 meses.

Estimulador del nervio sacro

El dispositivo, que se asemeja a un marcapasos, se implanta bajo la piel en la nalga. Un cable desde el dispositivo está conectado al nervio sacro -un nervio importante en el control de la vejiga que va desde la médula espinal inferior a la vejiga-. A través del cable, el dispositivo emite impulsos eléctricos indoloros que estimulan el nervio y ayudar a controlar la vejiga.

Cirugía

Si otros tratamientos no funcionan, varios procedimientos quirúrgicos se han desarrollado para solucionar los problemas que causan la incontinencia urinaria. Algunos de los procedimientos más comunes incluyen:

Esfínter urinario artificial

Este pequeño dispositivo es particularmente útil para los hombres que tienen debilitados los esfínteres urinarios a causa del tratamiento de cáncer de próstata o hipertrofia. Con forma de rosquilla, el dispositivo se implanta alrededor del cuello de la vejiga y el anillo lleno de líquido mantiene el esfínter urinario cerrado hasta que se esté listo para orinar. Para orinar, se presiona una válvula implantada bajo la piel que causa que el anillo se desinfle y permita que la orina fluya desde la vejiga.

Eslingas (Sling).

Un sistema mediante tiras de tejido corporal, de material sintético o malla, crea un cabestrillo pélvico o hamaca alrededor del cuello de la vejiga y la uretra. La honda ayuda a mantener cerrada la uretra, sobre todo al toser o estornudar. Hay muchos tipos de eslingas, incluyendo sin tensión, ajustables y convencionales.

Suspensorio

Este procedimiento está diseñado para proporcionar apoyo a la uretra y el cuello de la vejiga, un área del músculo engrosado donde se conecta la vejiga a la uretra. Se trata de una incisión abdominal, por lo que se hace bajo anestesia general o raquídea. El procedimiento generalmente se realiza alrededor de una hora, y la recuperación tarda unas seis semanas.

Absorbentes y catéteres

Si los tratamientos médicos no pueden eliminar por completo la incontinencia -o si se necesita ayuda hasta que el tratamiento comienza a surtir efecto-, se pueden probar productos que ayudan a aliviar el malestar y la incomodidad de pérdida de orina. Entre ellos:

Cojines y ropa de protección

Las almohadillas absorbentes de varios tipos están disponibles para ayudar a controlar la pérdida de orina. La mayoría de los productos no son más voluminosos que la ropa interior normal, y se pueden usar cómodamente bajo la ropa. Los hombres que tienen problemas con la orina residual pueden utilizar un colector urinario -un pequeño bolsillo con almohadilla absorbente, que se pone en el pene. Los hombres y las mujeres pueden usar pañales para adultos, toallas sanitarias o protectores diarios, que se pueden comprar en farmacias, supermercados y tiendas de suministros médicos.

Catéter

Si la incontinencia es debida a que la vejiga no se vacía adecuadamente, se puede utilizar un tubo flexible (catéter) insertado en la uretra varias veces al día para drenar la vejiga (auto catéter intermitente). Esto debe dar un mayor control de la orina, especialmente si se padece incontinencia por rebosamiento. Hay instrucciones específicas sobre cómo limpiar los catéteres para la reutilización.

Estilo de vida y remedios caseros

Los problemas con la pérdida de orina puede requerir que se deba tener un cuidado especial para evitar la irritación de la piel. Es posible que se necesite usar una toallita para limpiar y secarse. Hay productos tales como polvos, cremas hidratantes y tabletas desodorantes que pueden ayudar a sentirse limpio y eliminar el olor de la orina. También se podría considerar el uso de una crema protectora, como la vaselina o manteca de cacao, para proteger la piel de la orina.

El cuerpo tiene defensas naturales contra las infecciones de la vejiga, aunque el lavado intenso y frecuente o las duchas vaginales pueden eliminar las defensas. Lo mejor es mantener la piel limpia y seca.

TRATAMIENTO CON MEDICINA ALTERNATIVA

Recomendaciones generales:

Lleve un diario de su vejiga; durante una semana escriba lo que comió, bebió, cuándo y con qué frecuencia orinó. El diario le ayudará a usted y a su médico a encontrar la causa.

No beba demasiado líquido. Si bebe un poco menos, su problema de incontinencia puede aliviarse. Un buen momento para disminuir la cantidad de líquidos bebidos es antes de ir a dormir. No obstante, reducir su consumo de líquidos por debajo de los niveles normales puede traducirse en deshidratación, lo cual empeora los problemas urinarios y quizá incluso causar enfermedades graves. Sea prudente.

El estreñimiento puede contribuir a la incontinencia, de modo que debe preferir una dieta alta en fibra, acompañada de cantidades adecuadas de líquidos.

Pierda peso, hay gente que perdiendo unos cuantos kilos ha podido reducir su incontinencia.

Intente vaciar doblemente, al orinar permanezca en el inodoro hasta que sienta que su vejiga está vacía. Luego levántese y siéntese de nuevo, agáchese ligeramente hacia adelante doblándose por las rodillas e intente orinar de nuevo.

Las duchas frías en la pantorrilla ayudan a eliminar la orina sobrante y residual.

Acuda al baño cuando tiene que hacerlo; es bueno vaciar la vejiga con regularidad, la retención prolongada puede producir infección de la vejiga y estirarla exageradamente. Además si su vejiga está demasiado llena y tiene débil el músculo del esfínter, es muy probable que empiece a salir orina sólo por toser, estornudar o reír. Lo mejor que pude hacer: vacíe su vejiga antes y después de sus alimentos y a la hora de ir a dormir.

Prepárese para las emergencias, conserve una bacinilla cerca de su cama.

Si sabe que va a estornudar, toser o levantar peso, apriete el esfínter antes y evite un accidente penoso.

Si tiene incontinencia de urgencia, entonces casi no tendrá señales de la necesidad de orinar. No se asuste. A la primera señal relájese, luego apriete el esfínter; después relaje sus músculos abdominales. Al cesar la sensación de urgencia camine lentamente, sin sentir pánico hasta el sanitario más próximo.

Recomendaciones alimenticias

Evite los dulces y cualquier producto que contenga azúcar refinada. El excesivo consumo de azúcar debilita las funciones propias del tracto genitourinario.

Evite la cafeína y licores, ya que producen un gran estímulo para orinar.

Tome habitualmente los siguientes jugos: zanahoria, remolacha y pepinillo. Hágalos en licuadora o extractor, y bébalos una o dos veces al día. Si añade sal, los riñones no eliminarán tanto líquido.

Recomendaciones ambientales

No fume, la nicotina irrita la superficie de la vejiga; además si su incontinencia se debe a la tensión, la tos puede desencadenar pérdidas de orina.

Habitúese. Primero, vacíe la vejiga a intervalos cortos regulares (por ejemplo cada hora es un buen comienzo) y aumente gradualmente el intervalo. En determinados tipos de incontinencia, este método puede ser sumamente eficaz, aunque nadie sabe por qué. No sabemos si en verdad acostumbra a la vejiga para que funcione normalmente, o a su cerebro para que atienda una disfunción de la vejiga.

Prepóngase un intervalo promedio de 3 a 6 horas entre visitas al sanitario. Procure alcanzar este rango de intervalos en el transcurso de varias semanas.

Practique ejercicios especiales (los de Kegel), para ayudar a mujeres con incontinencia por tensión durante y después del embarazo. Según los expertos, pueden reducir y tal vez impedir, algunas manifestaciones de incontinencia en ambos sexos y a todas las edades.

Estos ejercicios consistes en: Sin tensar los músculos de las piernas, nalgas o abdomen, imagine que intente impedir una defecación apretando el esfínter del ano. Esto identifica la parte trasera de los músculos pélvicos. Luego cuando esté orinando, trate de detener el flujo y luego reinícielo; esto identifica la parte delantera de los músculos pélvicos. Ahora ya puede realizar el ejercicio completo trabajando de atrás adelante. Apriete los músculos mientras cuenta lentamente hasta cuatro; luego aflójelos. Haga esto durante dos minutos, al menos tres veces al día, lo cual significa al menos 100 repeticiones.

Plantas medicinales

CRATAEVA NURVALA

Es un árbol de gran valor medicinal que crece en casi toda la India, especialmente en las regiones semiáridas.

Contenido:

Flavonoides, glucosinolatos, esteroles vegetales, incluyendo lupeol, saponinas, taninos.

Usos medicinales:

Se emplea en el tratamiento de los trastornos urinarios de repetición, especialmente aquellos debidos al desarrollo de resistencia a los antibióticos. También se ha utilizado en el tratamiento de la hipertrofia de próstata y la sensibilidad de la vejiga. La planta es conocida por aliviar, prevenir y promover el desarrollo de cálculos renales gracias a la presencia de lupeol, un triterpeno pentacíclico aislado de la corteza de la raíz. Las investigaciones también han indicado que la planta tiene acciones antiartríticas, hepatoprotectoras, y cardioprotectoras.

Otros usos:

> Vejiga atónica (falta de tono normal)

> Hiperplasia prostática benigna (aumento de volumen causado por la formación y crecimiento de nuevas células).

> Vejiga hipotónica (tono reducido)

> Enuresis

> Incontinencia.

CANELA *Cinnamomum ceylanicum*

Composición:

Taninos, mucílagos y un aceite esencial con pineno, cineol, linalol y eugenol, terpenos, oxalato cálcico y almidón.

Usos medicinales:

Estimulante general, antiséptica, antiespasmódica y afrodisíaca. En atonías gástricas, flatulencias y meteorismos. En cansancios, mal aliento y menstruaciones irregulares. Mejora las digestiones pesadas y la úlcera gastroduodenal.

Otros usos:

Como estimulante sexual en la mujer.

HIPERICÓN *Hypericum perforatum*

Composición:

Contiene hipericina, hiperósido, rutina, aceite esencial, tanino, flavonoides y quercetol.

Usos medicinales:

Sedante, astringente y vulnerario. Es el mejor antidepresivo natural que existe, sin que tenga efecto excitante. Corrige la ansiedad, las taquicardias y las neurosis. Mejora las funciones biliares, las varices y las neuralgias.

Otros usos:

Externamente es un remedio natural contra las quemaduras, las heridas, contusiones y llagas. Con las flores se prepara un delicioso vino medicinal para combatir los decaimientos. Esta hierba también tiene cualidades antiespasmódicas (puede ser útil para tratar los espasmos gastrointestinales, el síndrome del colon irritable y el asma bronquial) y antimicrobianas (uno de sus componentes, la hipericina, es muy activo contra los virus del herpes simple, la gripe y la mononucleosis) y distintas bacterias patógenas (causantes de infecciones de la garganta y el oído, las vías urinarias y el aparato digestivo).

AGRIMONIA (Hierba de San Guillermo) *Agrimonia eupatorium*

Composición:

Fitosterina, tanino, eupatoria, aceite esencial, ácidos salicílico, ascórbico, cítrico, málico, nicotínico, vitamina K y Quercitrina.

Usos medicinales:

Astringente, diurética y antiinflamatoria, se utiliza en litiasis renal, incontinencias urinarias y diarreas. Tiene efectos tónicos y fortalecedores de los músculos que controlan la vejiga, favorece la digestión y la producción de bilis. También mejora la circulación venosa. Se le han encontrado efectos benéficos en el asma, la tuberculosis y los cólicos hepáticos. Tiene sinergia con el Erísimo en las afonías.

Aplicada externamente mejora las dermatitis, aliviando el picor, considerándose que posee un efecto antialérgico similar a la ACTH, estimulando internamente la producción de las hormonas sexuales y corticosuprarrenales.

Otros usos:

En enjuagues bucales se emplea en las inflamaciones de la boca, faringitis y encías sangrantes. La infusión es útil para lavar heridas y llagas cutáneas. También podemos mejorar las varices externas, contusiones y luxaciones y con sus vapores se pueden despejar las vías nasales obstruidas. Un baño de pies en una decocción alivia el cansancio, lo mismo que nos servirá para poder extraer astillas o espinas clavadas en la piel, e incluso aguijones de insectos. Antiguamente se empleaba localmente contra las mordeduras de serpiente.

Puede emplearse como sustituto del té y para reforzar las defensas contra las alergias, así como para combatir la melancolía y la incontinencia nerviosa.

ROBLE *Quercus robur*

Composición:

Contiene taninos, ácido gálico, resinas, pectinas y fluroglucina en la corteza. En las hojas ácido gálico y taninos y en los frutos principalmente féculas, grasas y azúcares.

Usos medicinales:

La corteza y en menor proporción las hojas son astringentes, hemostáticas, antidiarreicas y antisépticas. Las bellotas son nutritivas y astringentes. La corteza del roble tiene acciones como antidiarreicas, no solamente por su efecto astringente sino por sus propiedades antisépticas. También se puede emplear en hemorragias leves, especialmente por hemorroides, así como en las uterinas y nasales. Fortalece los músculos de la vejiga y suaviza la mucosa irritada. Tiene ligeros efectos para bajar la fiebre. Externamente se emplea también su cocimiento contra las hemorragias externas, lavados vaginales, sabañones, grietas anales y del pezón, así como contra la gonorrea, leucorrea y hemorroides. También es eficaz contra el exceso de sudor corporal, la gingivitis y las anginas crónicas.

Otros usos:

Las bellotas tostadas se mezclan con cacao y se emplea con éxito en las diarreas infantiles, a lo que hay que sumar su alto poder nutritivo. Tiene sinergia con el laurel y la salvia para combatir el sudor.

COLA DE CABALLO *Equisetum arvense*

Composición:

Hierro, potasio, aluminio, sílice, equisetina, selenio, vitamina C y tanino. Flavonoides, glucósidos y alcaloides.

Usos medicinales:

Es un potente diurético y remineralizante. Se emplea especialmente en problemas óseos como osteoporosis, raquitismo y fracturas. Es un excelente diurético, rico en potasio, ayuda a controlar las hemorragias de nariz y potencia la coagulación sanguínea en general. Actúa como antirreumático restableciendo la integridad de los tejidos, mejora las defensas orgánicas, elimina el exceso de ácido úrico, los cálculos renales y corrige las metrorragias y las dismenorreas. Frena la proliferación y división celular en casos de metástasis cancerosa. Eficaz en cistitis, enuresis e incontinencias. Tiene sinergia con la Bolsa de pastor en hemorragias, con la dolomita en el raquitismo y osteoporosis, y con los espárragos en la insuficiencia renal.

Otros usos:

Externamente se emplea también en las hemorragias de nariz, las heridas sangrantes y las hemorroides. Los brotes tiernos son comestibles en ensalada y poseen un fuerte efecto diurético, además de aportar mucho minerales. Para molestias oftálmicas se emplea la infusión concentrada templada, lo mismo que para lavados de cabello en casos de caspa, seborrea o alopecia.

Mejora la tuberculosis pulmonar y previene la gota.

ALOE *Aloe vera*

Composición:

Contiene ácidos glutamínico, aspártico, aloético, fórmico, palmítico y esteárico (planta) y ascórbico (hojas). Aceites esenciales cineol, cariofileno, pineno. Minerales, calcio, magnesio, potasio, zinc, fósforo, manganeso, aluminio (hojas). Aminoácidos, arginina, lisina, glicina, glutamina, histidina, serina (Planta). También vitamina B1, taninos, aloemodina, emodina y resina.

Usos medicinales:

Es laxante a dosis medias y purgante a dosis altas, también vulnerario, estomacal y aperitivo. Puede mejorar la disentería bacteriana, inflamaciones del intestino grueso, hemorroides, vejiga y las cefaleas ocasionadas por trastornos gástricos o uterinos. Se emplea internamente contra la infección por cándida.

Otros usos:

Externamente es la base de numerosos cosméticos y mejora las úlceras cutáneas. Es adecuado para quemaduras, pequeñas heridas, sarpullidos, las arrugas, el eczema, el herpes y el acné, así como para dar brillo a la piel y aplicado en los párpados para aliviar la conjuntivitis. También se emplea en la psoriasis, el acné juvenil, los orzuelos y como protector solar. Forma parte de la mayoría de las compresas empleadas en la incontinencia.

Nutrientes

VITAMINA B-12 *Cobalamina, cianocobalamina*

Funciones orgánicas:

Es constituyente esencial de las proteínas.

Interviene en la síntesis de la colina.

Facilita la formación de creatina y actúa como una reserva energética a nivel del ATP muscular.

Está íntimamente ligada al ácido fólico, siendo necesaria para el suministro de éste a nivel hepático.

Mantiene el glutatión en estado reducido, evitando alteraciones en el metabolismo de los hidratos de carbono.

Interviene en el metabolismo de los lípidos.

Es imprescindible en la actividad del Coenzima A.

Imprescindible en la hematopoyesis y la maduración de la médula espinal.

Otros usos no carenciales:

Recuperación del tono muscular en los esfínteres corporales, especialmente en personas desnutridas y ancianos. De especial interés en las incontinencias, sin cuya presencia no se resuelven.

Es un factor esencial para fijar y distribuir las grasas corporales, evitando que se acumulen en el tejido adiposo.

Como anabolizante no hormonal.

Como antialérgica y analgésica.

También es útil en los niños prematuros para estimular el crecimiento y reforzar las defensas, en casos de desnutrición, en el lupus eritematoso, la psoriasis y las enfermedades infecciosas.

Se ha demostrado también su utilidad en la anorexia, la polineuritis, la neuralgia del trigémino, el asma, los reumatismos, las cefaleas, la esclerosis en placas y la hepatitis.

Otros estudios demuestran su validez en el hipertiroidismo y en las diarreas nocturnas de los diabéticos.

SÍLICE

Está presente en todos los seres vivos, especialmente en aquellos tejidos fuertes o sólidos como los tendones, el pelo, la piel, el tejido conjuntivo, los huesos, la tráquea y el colágeno. También lo podemos encontrar en menor proporción en la esclerótica del ojo, los riñones, la piel, los pulmones y la sangre.

Funciones corporales:

Esencial en el desarrollo del sistema óseo y el mantenimiento de los ya formados.

Forma el tejido conjuntivo y mantiene las articulaciones en buen estado.

Es catalizador del azufre, el fósforo y el calcio.

Forma parte del colágeno.

Mantiene la pared arterial en buen estado, conservando su elasticidad.

Ayuda al mantenimiento de la tensión arterial correcta.

Es necesario en el crecimiento de las uñas, pelo y piel sana.

Aplicaciones:

Flojedad en los ligamentos, especialmente de los tobillos.

Pérdida del tono muscular en esfínteres.

Trastornos en la osteogénesis (fracturas que tardan en solidificarse), osteoporosis y otras enfermedades degenerativas.

Reconstitución del tejido óseo, deficiencia intelectual, atonía cerebral, verrugas y prostatitis.

Todas las alteraciones de las uñas (manchas blancas), dientes y huesos.

Raquitismo y huesos débiles o poco desarrollados.

Caries.

Poco crecimiento, tanto óseo como muscular.

Arteriosclerosis.

Hipertensión.

Dolores articulares, menisco inestable.

Vejez prematura.

Senos flojos, caídos.

Ciática.

Artritis reumatoide.

Mala circulación por alteración de la pared vascular.

Enfermedades degenerativas del corazón.

Intoxicaciones por mercurio.

Agotamiento nervioso por desaliento.

Dispepsia con eructos.

Estreñimiento.

Retortijones intestinales.

Cálculos renales con infección.

Ulceraciones de piel con pus.

Otitis.

Abscesos supurados.

Celulitis.

Niños débiles, delgados.

Disfunciones neurovegetativas.

Sensibilidad extrema al frío.

Homeopatía

Estos remedios se aplicarán a la 6DH. Cinco gránulos dos veces al día, depositándolos debajo de la lengua hasta su disolución.

CALCAREA FLUORICA *(Calcium fluoratum, fluoruro de calcio)*

Está presente en la superficie de los huesos, las fibras elásticas de la piel, los músculos y los vasos sanguíneos.

Los síntomas incluyen nariz tapada, mucosidad en los oídos, dolor de espalda que empeora al moverse y que se alivia al continuar, y debilidad general. Se emplea en los trastornos de útero, trompas y ovarios, la caries, las hemorroides dolorosas y los tumores de mama. También en las estrías, piel marchita y varices, las hemorroides punzantes, y cualquier alteración de los tendones y el tejido conectivo.

A largo plazo refuerza los tejidos de sostén y las fibras musculares de los esfínteres.

NATRIUM PHOSPHORICUM *(Monohidrogenofosfato)*

Se encuentra en todos los tejidos y controla la digestión de las grasas y los ácidos.

Adecuado en la insuficiencia digestiva, pirosis, acidez gástrica y dificultad en la digestión de carbohidratos. También en el agotamiento nervioso, apatía e indiferencia, nerviosismo por la noche, dolor de cabeza en la frente, acidez estomacal y tensión nerviosa. En los cólicos de vesícula, eructos, lengua pastosa y amarillenta, picores en la piel, así como en la vejiga neurógena.

NATRIUM SULFURICUM *(sulfato de sodio)*

Es una sal imprescindible para el equilibrio hídrico del organismo, para la función renal y para eliminar el exceso de agua.

Se emplea en las afecciones hepatobiliares, las diarreas hepáticas alternadas con estreñimiento y en la gota, la melancolía, tristeza, cansancio de vivir, sensibilidad al ruido y aversión a la luz. Para los dolores intensos de la parte superior de la cabeza, el vértigo, el sabor amargo en la boca, las ventosidades, la indigestión frecuente, el abdomen hinchado, el asma ruidosa, y cuando los síntomas empeoran con el tiempo húmedo y por la noche.

CAPÍTULO 9

OTRAS ENFERMEDADES DE LA VEJIGA

Cáncer

El carcinoma se produce en las células que recubren el interior de la vejiga, expandiéndose cuando la vejiga está llena y contrayéndose cuando está vacía. Estas mismas células se alinean en la parte interna de los uréteres y la uretra, y los tumores se pueden formar en esos lugares también.

Los factores que pueden aumentar el riesgo de cáncer de vejiga incluyen:

Fumadores. Fumar cigarrillos, puede aumentar el riesgo de cáncer de vejiga por la acumulación de sustancias químicas nocivas en la orina. Estos productos químicos nocivos pueden dañar el revestimiento de la vejiga, lo que puede aumentar el riesgo de cáncer.

La edad. El riesgo de cáncer de vejiga aumenta a medida que se envejece.

Ser blanco. Los blancos tienen un mayor riesgo de cáncer de vejiga que las personas de otras razas.

Ser varón. Los hombres son más propensos a desarrollar cáncer de vejiga que las mujeres.

Exposición a ciertos productos químicos. Los riñones juegan un papel clave en la filtración de sustancias químicas nocivas del torrente sanguíneo que llegan hasta la vejiga. Debido a esto, se cree que estar cerca de ciertos químicos puede aumentar el riesgo de cáncer. Hay productos químicos vinculados al riesgo de cáncer de vejiga, entre ellos el arsénico y productos químicos utilizados en la fabricación de colorantes, caucho, cuero, textiles y pinturas.

Tratamiento de cáncer anterior. El tratamiento con la ciclofosfamida aumenta el riesgo de cáncer de vejiga. También, las personas que recibieron tratamientos de radiación dirigidos a la pelvis de un cáncer anterior pueden tener un riesgo elevado de desarrollar cáncer de vejiga.

Medicamentos para la diabetes. Las personas que toman pioglitazona durante más de un año pueden tener un mayor riesgo de cáncer de vejiga. Otros medicamentos para la diabetes contienen pioglitazona.

La inflamación crónica de la vejiga. Las infecciones crónicas o repetidas o las inflamaciones urinarias, pueden manifestarse por el uso a largo plazo de un catéter urinario, y aumentar el riesgo de un cáncer de vejiga de las células escamosas.

Antecedentes personales o familiares. Si usted ha tenido cáncer de vejiga, es más probable que lo tenga nuevamente. Si uno o más de sus familiares inmediatos tienen un historial de cáncer de la vejiga, es posible que tenga un mayor riesgo de la enfermedad. Un historial familiar de cáncer colorrectal hereditario llamado síndrome de Lynch, puede aumentar el riesgo de cáncer en el sistema urinario, así como en el colon, útero, ovarios y otros órganos.

Los signos y síntomas del cáncer de vejiga:

Sangre en la orina (hematuria). La orina puede aparecer de color amarillo oscuro, rojo brillante o de color cola. Aunque el aspecto sea normal, con frecuencia la sangre puede ser detectada en un examen microscópico de la orina

Micción frecuente

Dolor al orinar

Dolor de espalda

Dolor pélvico

Tratamiento natural

El tratamiento es sistémico, e incluye:

SOD superóxido dismutasa (Antioxidante)

Anamú y Uña de gato (Plantas medicinales eficaces en el cáncer sistémico)

Propóleo (Refuerza las defensas y posee acción antitumoral)

Vitamina C (En dosis altas, acción antitumoral)

Agua con limón y bicarbonato (Aumenta la alcalinidad de la orina).

Infecciones de vejiga

La mayoría de las infecciones del tracto urinario están causadas por bacterias que viven en el intestino. La bacteria Escherichia coli (E. coli) es la causante de la gran mayoría de las infecciones urinarias. Los microbios llamados Chlamydia y Mycoplasma pueden infectar la uretra y el sistema reproductivo, pero no la vejiga. La clamidia y las infecciones de Mycoplasma pueden ser de transmisión sexual y requieren tratamiento de las parejas sexuales.

El tracto urinario tiene varios sistemas para prevenir la infección. Los puntos en los que los uréteres se unen al acto de la vejiga son válvulas unidireccionales que evitan que la orina regrese hacia los riñones y la orina se encarga de expulsar a las bacterias fuera del cuerpo. En los hombres, la próstata produce secreciones que ralentizan el crecimiento bacteriano. En ambos sexos, las defensas inmunológicas también previenen la infección. Pero a pesar de estas medidas de seguridad, se siguen produciendo infecciones, pues ciertas bacterias tienen una fuerte capacidad de adherirse a las paredes de las vías urinarias.

Tratamiento natural:

Básicamente, se emplean plantas medicinales que se expulsan en forma activa por la orina, como es el caso de la Gayuba y la Vara de oro.

Hematuria

La hematuria puede ser causada por la menstruación, el ejercicio vigoroso, la actividad sexual, enfermedad viral, trauma o infección, como una infección del tracto urinario (UTI). Las causas más graves de hematuria incluyen:

Cáncer del riñón o de la vejiga

Inflamación del riñón, la uretra, la vejiga o de la próstata.

La enfermedad renal poliquística es un trastorno hereditario caracterizado por muchos racimos de quistes llenos de líquido que aumentan poco a poco el tamaño de los riñones, ocasionando la destrucción de tejido renal.

Trastornos de coagulación sanguínea, como hemofilia.

La enfermedad de células falciformes es un trastorno hereditario en el cual los glóbulos rojos forman una forma semilunar anormal, lo que resulta en menos oxígeno suministrado a los tejidos del cuerpo, la obstrucción de los vasos sanguíneos pequeños, y la interrupción del flujo de sangre saludable

Tratamiento natural:

Ortiga mayor, Arándano rojo, Cola de caballo, Bolsa de pastor.

Retención urinaria

Para algunas personas, el daño en el nervio que envía el mensaje de orinar, hace que los músculos sean demasiado débiles para vaciar completamente la vejiga. Si la vejiga se llena demasiado, la orina puede ejercer una presión cada vez mayor y dañar los riñones. Si, además, permanece en el cuerpo demasiado tiempo, puede desarrollar una infección en los riñones o la vejiga. La retención de orina también puede conducir a desbordarse cuando la vejiga está llena y no se vacía correctamente.

Tratamiento

Si el problema principal es la retención de la orina, el tratamiento puede involucrar medicamentos que promuevan un mejor vaciado de la vejiga y una práctica que consiste en planificar siempre una hora concreta para orinar, reteniendo la orina antes si es necesario. Aprender a percibir cuando la vejiga está llena y dar masajes a la parte inferior del abdomen para vaciar completamente la vejiga, puede ayudar también. El fortalecimiento de los músculos con ejercicios de Kegel (simular tener que orinar y luego contenerse. Relajarse y apretar los músculos que controlan el flujo de orina. Es importante encontrar los músculos correctos que se van a contraer).

Las pipas de calabaza, el zinc y la Cola de caballo, son otros remedios de cierta eficacia.

GLOSARIO

Abdomen:

También se lo conoce como "vientre". Se refiere a la parte del cuerpo que contiene todas las estructuras internas que se encuentran entre el tórax y la pelvis.

Anestesia:

Pérdida de la sensibilidad en alguna parte del cuerpo inducida por un agente con efecto adormecedor o paralizante. A menudo se utiliza durante la cirugía para hacer que el paciente se duerma.

Anestésico:

Sustancia que causa la pérdida de las sensaciones o que provoca que el paciente se duerma.

Antihistamínico:

Es un fármaco que bloquea los receptores de la histamina en las células, ya sea para evitar efectos alérgicos como los estornudos y la comezón o para reducir la tasa de producción de ciertas secreciones en el estómago.

Aumento de la frecuencia urinaria (polaquiuria):

Que presenta ocho o más micciones por día.

Bacteria:

Son microorganismos unicelulares que pueden existir de manera independiente (viven en forma libre) o de manera dependiente en otro organismo para poder sobrevivir (parásito). Pueden causar infecciones y normalmente se tratan con antibióticos.

Biopsia:

Procedimiento mediante el cual se extrae una pequeña porción de una parte del cuerpo (muestra de tejido), como del riñón o de la vejiga (con una aguja o durante la cirugía) para realizar el examen bajo microscopio con el objeto de determinar la presencia de cáncer o de otras células anormales.

Cáncer:

Crecimiento anormal de tejido que puede invadir las estructuras cercanas y extenderse a otras partes del cuerpo y puede ser una amenaza para la vida.

Cistitis:

También se la conoce como infección de la vejiga. Es una infección del tracto urinario que compromete a la vejiga, en la cual la vejiga se inflama y el paciente experimenta dolor y sensación de ardor en la pelvis o en la uretra.

Cistitis intersticial:

También se la conoce como CI y síndrome de la vejiga dolorosa. Se trata de una enfermedad que hace que la pared de la vejiga se inflame e irrite, lo que conduce a la cicatrización y la rigidez de la vejiga, la reducción de la capacidad de la misma y, en algunos casos, úlceras en la capa de revestimiento que tapiza a la vejiga.

Cistoscopia:

También conocida como cistouretroscopia. Se trata de un estudio que se realiza con un instrumento similar a un tubo flexible y de pequeño calibre, que se pasa a través de la uretra para poder examinar la vejiga y el tracto urinario en busca de alteraciones estructurales o de obstrucciones, como son los tumores o los cálculos.

Constipación:

En algunos países, afección en la que una persona tiene dificultad para eliminar los desechos sólidos del cuerpo y las heces son secas y duras. Estreñimiento.

Contraerse:

Disminuir de tamaño o hacerse más pequeño.

Crónico:

Que dura mucho tiempo, en ocasiones toda la vida. Las enfermedades crónicas se desarrollan lentamente. Lo correcto sería hablar de enfermedades no resueltas.

Endoprótesis:

En relación con el tratamiento de los cálculos ureterales, es un tubo que se inserta a través de la uretra y la vejiga hasta llegar al uréter, donde se lo implanta. Las endoprótesis (o stents) se utilizan para ayudar al tratamiento de diferentes maneras, por ejemplo, para evitar que algunos fragmentos de los cálculos bloqueen el flujo de orina.

Epitelio:

Se refiere a la capa externa de células.

Escroto:

También se lo conoce como saco escrotal. Es la bolsa de tejido que cuelga debajo del pene y que contiene a los testículos.

Esfínter:

Es un músculo circular que se abre y se cierra para permitir que los líquidos u otra materia entren a un órgano o salgan de él. Los músculos de los esfínteres (o esfínteres musculares) mantienen a la vejiga cerrada hasta que llega el momento de orinar.

Estadio:

Clasificación de la progresión de una enfermedad.

Esteroide:

Es un compuesto orgánico soluble en grasa (o liposoluble). Una hormona.

Estoma:

Una abertura.

Evacuar:

Vaciar.

FDA:

Food and Drug Administration (Administración de alimentos y fármacos).

Gen:

Unidad básica capaz de transmitir las características de una generación a la siguiente.

Genético/a:

Relativo al origen de algo.

Histamina:

Se trata de una hormona transmisora que participa en la respuesta inmunológica local mediante la regulación de la producción de los ácidos gástricos y en las reacciones alérgicas.

Impulso:

Fuerte deseo.

Infección:

Presencia de bacterias u otros microorganismos.

Infección de la vejiga:

También conocida como cistitis. Infección que afecta al tracto urinario y que involucra a la vejiga urinaria. Los síntomas típicos incluyen ardor al orinar, aumento de la frecuencia miccional, sensación de urgencia para orinar y pérdida involuntaria de la orina.

Inflamación:

Hinchazón o edema, enrojecimiento, aumento de la temperatura y/o dolor, producidos en un área del cuerpo como resultado de una irritación, herida o infección.

Invasivo:

Que tiene o presenta una tendencia a diseminarse desde el punto de origen al tejido adyacente, como lo hacen algunos cánceres.

Iones:

Átomos con carga eléctrica.

Micción:

Es la eliminación de orina del cuerpo.

No esteroide:

Fármaco que no es esteroide o que no contiene esteroides. El ibuprofeno es un ejemplo de este tipo de fármacos.

Orgasmo:

Se refiere al clímax de la excitación sexual, que consiste en el estrechamiento de los músculos alrededor del área genital que se experimenta como una ola agradable de sensaciones de estremecimiento en diferentes partes del cuerpo.

Orina:

Producto líquido de desecho que los riñones filtran de la sangre, se almacena en la vejiga y se elimina del cuerpo a través de la uretra durante el acto de orinar (evacuación o emisión). Alrededor del 96 por ciento de la orina está compuesta por agua y el resto son productos de desecho.

Orinar:

Eliminar orina desde la vejiga hasta el exterior del cuerpo. También se le dice evacuar o emitir orina.

Osteoporosis:

Es una enfermedad que se presenta mayormente en las mujeres después de la menopausia, y en la que los huesos se vuelven muy porosos, se fracturan con facilidad y requieren de más tiempo para sanar.

Pelviano:

Relativo a la pelvis o ubicado en ella o cerca de ella.

Pene:

Es el órgano masculino que se utiliza para la micción y la actividad sexual.

Perineal:

Relativo al área que se encuentra entre el ano y el escroto en los hombres y al área entre el ano y la vagina en las mujeres.

Potasio:

Elemento alcalino.

Próstata:

En los hombres, glándula con forma de nuez que rodea a la uretra en el cuello de la vejiga. La próstata produce un líquido que va al semen.

Prostatitis:

Se trata de la inflamación o infección de la próstata. El término prostatitis crónica significa que la próstata se inflama una y otra vez. La forma más común de prostatitis no está asociada con ningún organismo infeccioso conocido.

Quiste:

Saco o bolsa anormal que contiene gas, líquido o material semisólido. Los quistes pueden formarse en los riñones o en otras partes del cuerpo.

Radical:

Extirpación completa.

Riñones:

Uno de los dos órganos con forma de alubia que filtra los desechos de la sangre y elimina estos productos de desecho a través de la orina. Los riñones se encuentran ubicados cerca de la parte media de la espalda. Los riñones mandan orina a la vejiga a través de los tubos llamados uréteres.

Sedación:

Estado de relajación y calma inducido en uno o más de los sistemas del cuerpo mediante la administración de agentes farmacológicos (sedantes).

Sistema inmunológico:

Es el sistema del organismo que sirve para protegerse de los virus y de las bacterias, así como de otras substancias extrañas al mismo.

Sonda (o catéter):

Se trata de un tubo delgado que se inserta a través de la uretra en la vejiga para permitir que la orina drene o para realizar un procedimiento o un estudio, como por ejemplo la inyección de una sustancia durante una radiografía de vejiga.

Tejido:

Grupo de células de un organismo que tienen forma y función similares.

Testículo:

También se lo conoce como gónada masculina. Así se denomina a cada una de las dos glándulas con forma ovoidea que están contenidas en una bolsa (escroto) debajo del pene. Producen esperma y la hormona sexual masculina testosterona.

Urato:

Es una sal del ácido úrico.

Uréteres:

Tubos que transportan orina desde los riñones hasta la vejiga.

Uretra:

En los hombres, es un tubo estrecho que transporta la orina desde la vejiga hacia el exterior del cuerpo y también actúa como canal a través del cual se eyacula el semen. Se extiende desde la vejiga hasta el extremo libre del pene. En las mujeres, es un tubo corto que transporta la orina desde la vejiga hacia el exterior del cuerpo.

Urgencia urinaria:

Fuerte deseo de orinar. Es la incapacidad de demorar la micción.

Urinario:

Relacionado a la orina.

Urólogo:

Se refiere al médico que se especializa en las enfermedades del sistema urinario femenino y masculino y en el sistema reproductor masculino.

Vagina:

Estructura tubular en el cuerpo de una mujer que se encuentra localizada al lado de la uretra u conecta el útero (matriz) con el exterior del cuerpo. A veces también se la llama canal de parto. La actividad sexual, la pérdida de sangre durante la menstruación y el nacimiento de un bebé ocurren a través de la vagina.

Vaso:

También conocido como vaso deferente. Es una estructura similar a un cable que transporta esperma desde el testículo hasta la uretra.

Vejiga:

Bolsa con forma esférica compuesta por una delgada capa de músculo flexible en donde se almacena la orina de manera temporal hasta que se elimine a través de la uretra.

OTROS LIBROS DE INTERÉS

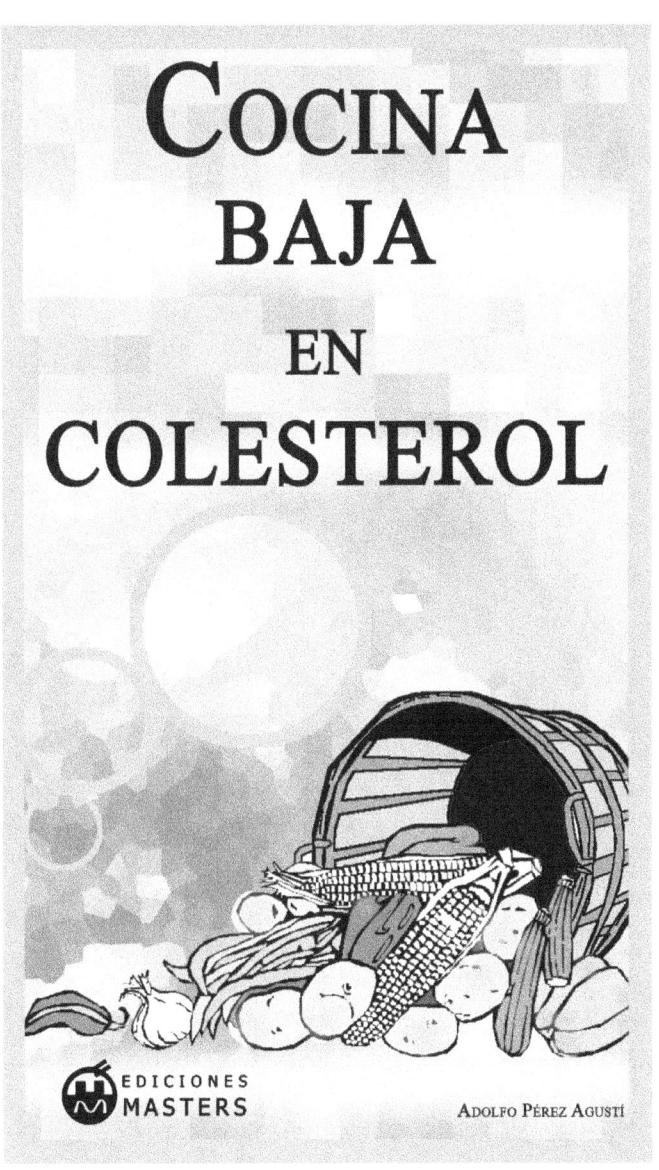

COCINA BAJA EN COLESTEROL

EDICIONES MASTERS

ADOLFO PÉREZ AGUSTÍ

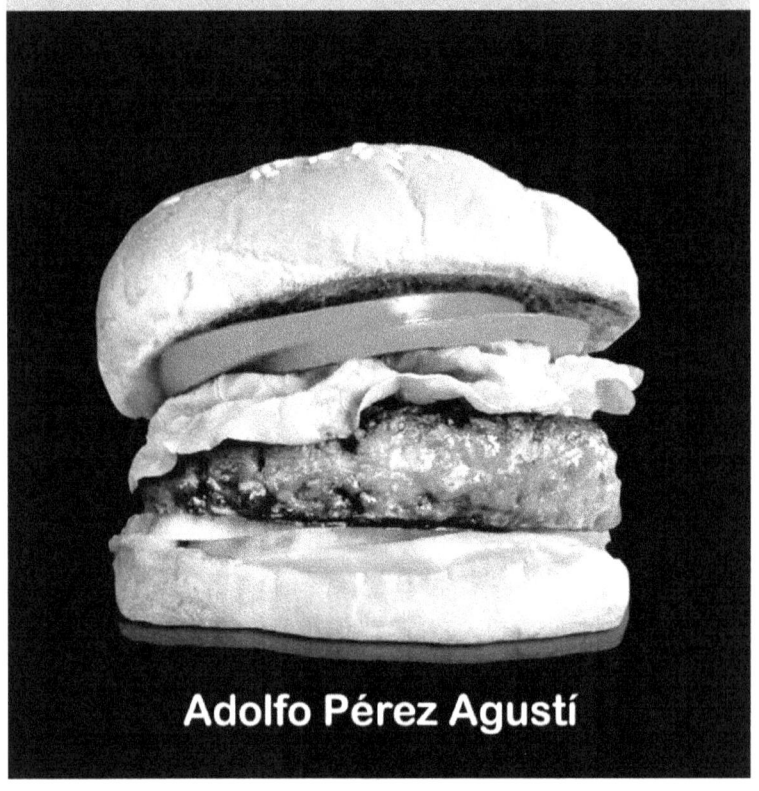

CARNE VEGETAL

El alimento del futuro

Adolfo Pérez Agustí

Cómo mejorar las cualidades cognitivas

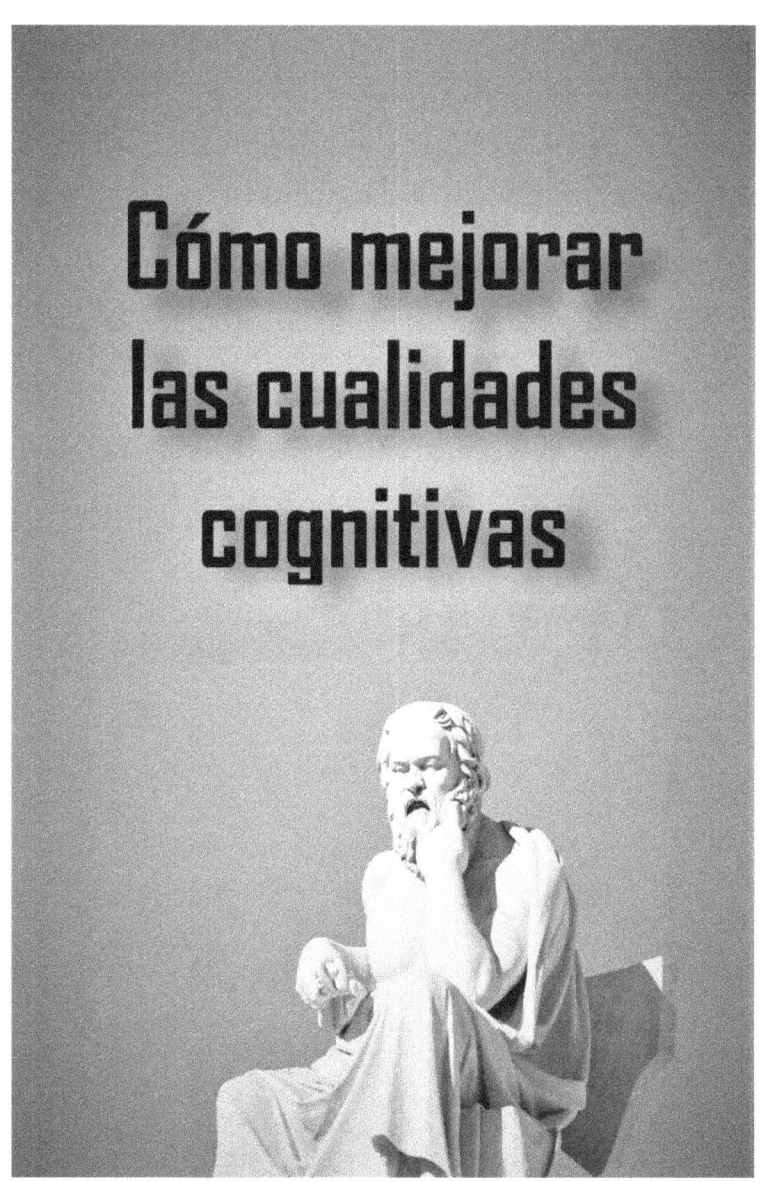

NUTRICIÓN DEPORTIVA

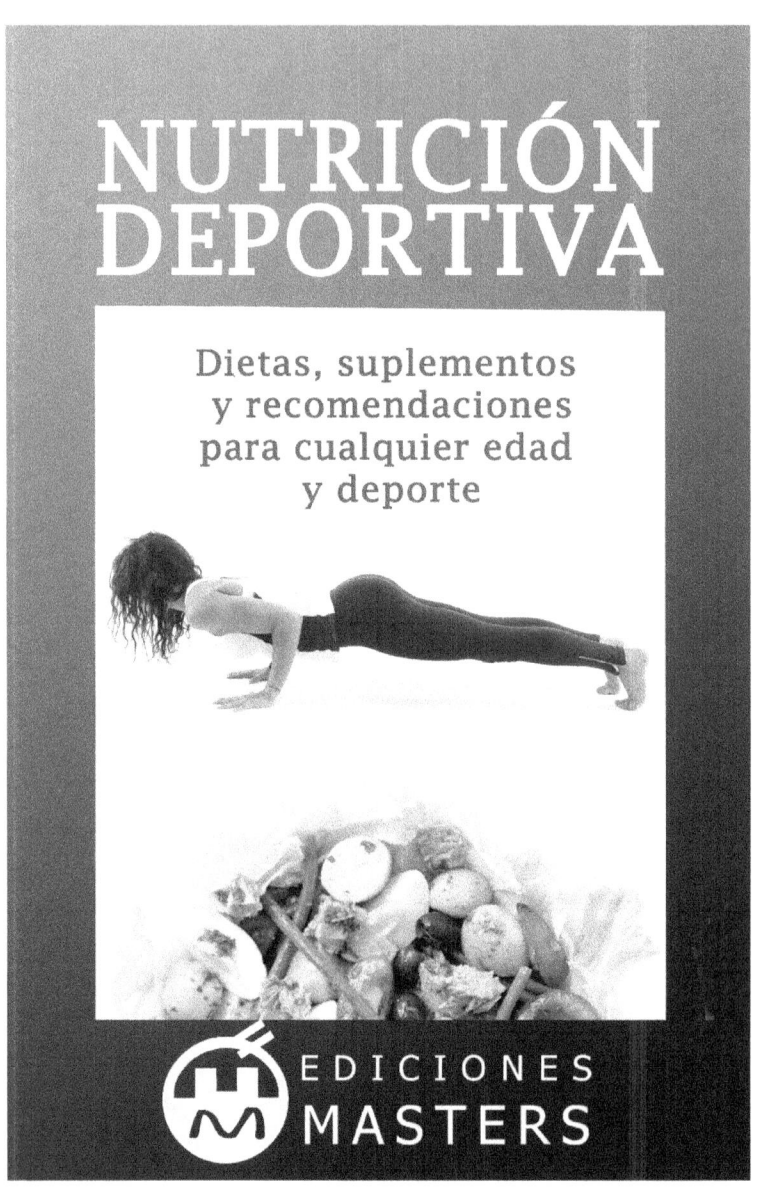

Dietas, suplementos y recomendaciones para cualquier edad y deporte

EDICIONES MASTERS

SENDERISMO
SALUDABLE

Adolfo Pérez Agustí

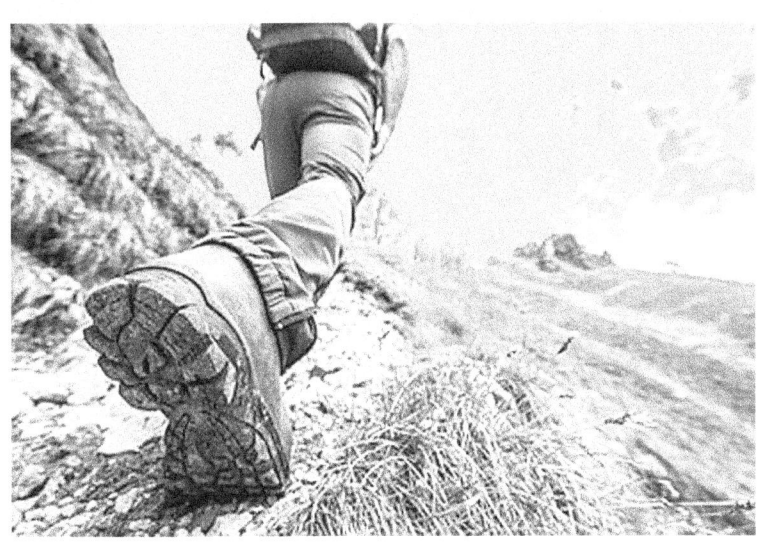

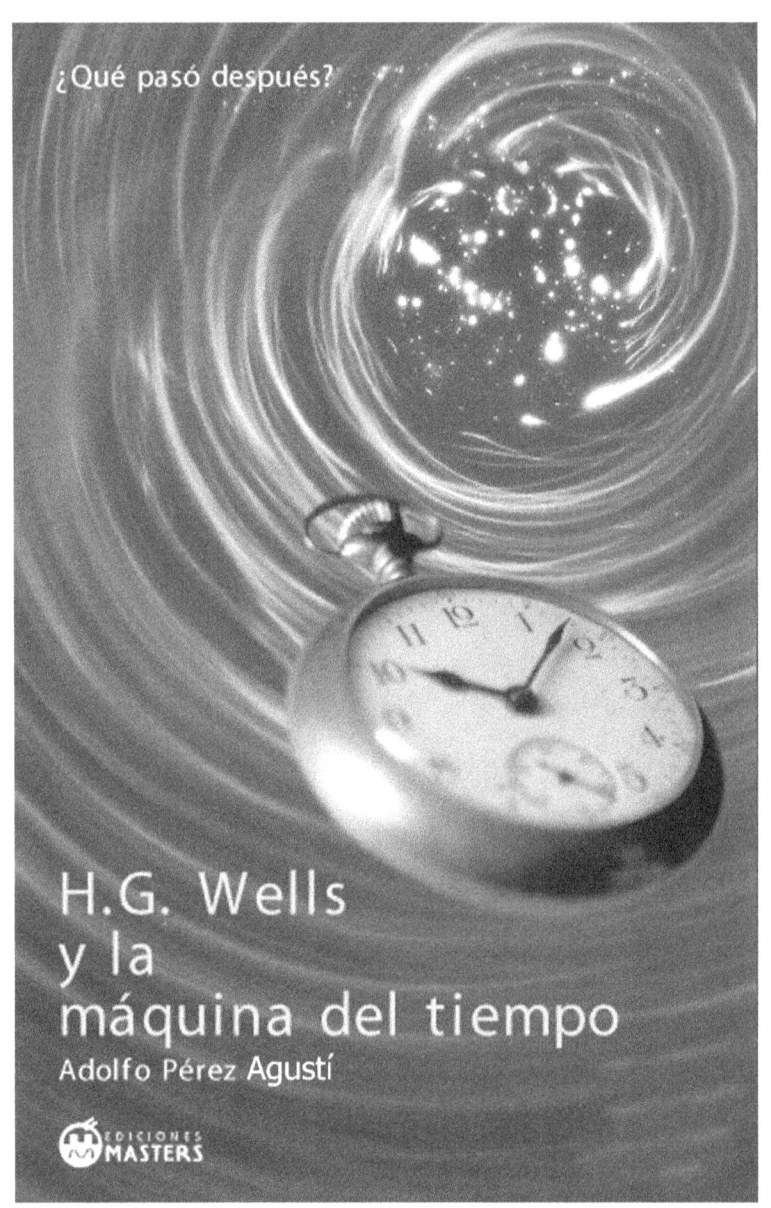

¿Qué pasó después?

H.G. Wells
y la
máquina del tiempo

Adolfo Pérez Agustí

EDICIONES
MASTERS